CONTRIBUTION A L'ÉTUDE

DE LA

DIATHÈSE NÉOPLASIQUE

DE LA

PLURALITÉ DES NÉOPLASMES

CHEZ UN MÊME SUJET

ET DANS UNE MÊME FAMILLE

PAR

LE DOCTEUR A. RICARD
Prosecteur des hôpitaux,
Ancien interne lauréat des hôpitaux de Paris,
Ancien aide d'anatomie de la Faculté de médecine,
Membre de la Société clinique.

PARIS
ASSELIN ET HOUZEAU
LIBRAIRES DE LA FACULTÉ DE MÉDECINE
PLACE DE L'ÉCOLE-DE-MÉDECINE

1885

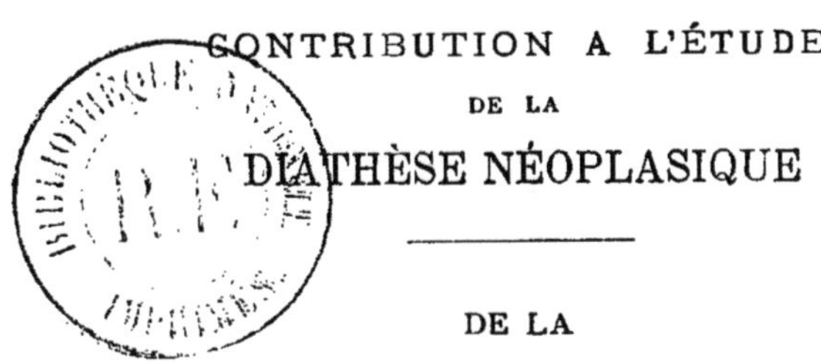

CONTRIBUTION A L'ÉTUDE

DE LA

DIATHÈSE NÉOPLASIQUE

DE LA

PLURALITÉ DES NÉOPLASMES

CHEZ UN MÊME SUJET

ET DANS UNE MÊME FAMILLE

CONTRIBUTION A L'ÉTUDE

DE LA

DIATHÈSE NÉOPLASIQUE

DE LA

PLURALITÉ DES NÉOPLASMES

CHEZ UN MÊME SUJET

ET DANS UNE MÊME FAMILLE

PAR

Le Docteur A. RICARD

Prosecteur des hôpitaux,
Ancien interne lauréat des hôpitaux de Paris,
Ancien aide d'anatomie de la Faculté de médecine,
Membre de la Société clinique.

PARIS

ASSELIN ET HOUZEAU

LIBRAIRES DE LA FACULTÉ DE MÉDECINE

PLACE DE L'ÉCOLE-DE-MÉDECINE

1885

A MONSIEUR LE PROFESSEUR VERNEUIL

En vous dédiant ce travail, cher Maître, je ne fais que vous le restituer. Ce sont vos idées que j'y développe, ce sont vos conseils qui m'ont sans cesse guidé. Veuillez l'accepter comme un faible témoignage de ma reconnaissance.

DE LA PLURALITÉ ET DE LA DIVERSITÉ

DES

NÉOPLASMES

CHEZ UN MÊME SUJET

ET DANS UNE MÊME FAMILLE

INTRODUCTION

Il y a peu de chapitres de pathologie qui aient été aussi négligés et aussi délaissés que celui qui a trait à l'étiologie et à la pathogénie des tumeurs.

Si nous cherchons les causes de cette indifférence, nous la trouvons, d'une part, dans la difficulté du sujet et, d'autre part, dans la nécessité, pour traiter une telle question, d'être un clinicien consommé, vieilli dans le diagnostic et en possession d'une somme de connaissances pathologiques telles qu'elles puissent être la source de déductions générales fécondes. Ce n'est pas à un nouveau venu dans la carrière qu'il appartiendra de résoudre de tels problèmes. Ses conclusions seront nulles et sans valeur faute de bases assez solides pour appuyer ses assertions.

La rareté des qualités requises et l'ingratitude de la tâche ont éloigné et découragé bien des chercheurs. Aussi, n'est-ce pas là une des moins grandes entreprises de notre savant maître, M. Verneuil, que d'avoir endossé la responsabilité d'un pareil travail. Ses récentes communications ont permis de spécifier nettement les points de doctrine que ce professeur veut mettre en lumière.

Pour lui, comme pour Bazin, tout néoplasique est arthritique, et les néoplasmes, quelques différents qu'ils puissent être par leur nature, leur évolution et leur influence sur l'organisme, sont et demeurent une dépendance de l'arthritisme dont la diathèse néoplasique n'est qu'une des innombrables manifestations.

Cette relation de la néoplasie avec l'arthritisme a déjà été étudiée et Bazin s'en était fait un des principaux promoteurs. Depuis, la question a été abandonnée, reprise et actuellement encore M. Verneuil et ses élèves travaillent à établir définitivement cette parenté de l'arthritisme et de la néoplasie. C'est par une voie indirecte que notre thèse rentre dans cette doctrine, elle veut démontrer à l'aide d'un certain nombre de faits, attentivement examinés, que c'est à une seule et même diathèse qu'appartiennent la genèse et l'évolution de tous les néoplasmes; en d'autres termes, nous avons pour but de démontrer l'unité de la diathèse néoplasique par l'étude de la pluralité des néoplasmes, laissant à d'autres le soin d'étudier ce que peut être cette diathèse néoplasique et quelle place elle doit occuper dans le cadre nosologique.

Cette hypothèse d'une diathèse néoplasique unique n'est pas nouvelle. Autrefois, sans remonter à Celse ou Galien, mais en nous tenant seulement à Hunter (1), toutes les tumeurs, dans l'esprit des chirurgiens, procédaient d'un même point de départ : la lymphe plastique épanchée était propre à former spontanément toute espèce de tissu.

Plus tard, en négligeant les périodes intermédiaires, les progrès de l'étude anatomique, spécifiant les caractères de structure particuliers à chaque néoplasme, établirent une barrière infranchissable entre chacun d'eux. Ce fut le règne de la spécialisation à outrance. Non seulement, pour l'école de Cruveilhier, deux tumeurs, d'organisation et de trame diverses, étaient radicalement différentes et ne pouvaient sous aucune influence se transformer l'une en l'autre; mais les terrains sur lesquels l'une et l'autre avaient germé, étaient foncièrement dissemblables et antagonistes entre eux.

C'est ainsi que l'on osait, tant la coïncidence de corps fibreux et cancers utérins était jugée exceptionnelle, affirmer à toutes les femmes atteintes de fibromes de la matrice, qu'elles avaient au moins l'avantage dans leur infirmité de n'avoir pas à redouter le cancer (2).

(1) Hunter. Traité du sang, de l'inflammation et des plaies par armes à feu. Traduction Richelot, T. III.

(2) Cruveilhier. Anat. pathol. T. III, p. 662.

Cruveilhier insiste pour que cette consolation ne soit jamais refusée aux malades. Houel (Soc. anat. 25 février 1876), à propos d'une présentation du Dr E. Monod, rappelle l'opinion de son maître Cruveilhier pour la confirmer.

En un mot, la spécialité des espèces morbides et l'incompatibilité des tumeurs étaient un dogme inattaquable et proclamé à l'envi par tous les anatomo-pathologistes de la première moitié du siècle. Cruveilhier, le plus autorisé de tous, bien qu'il fournisse dans son ouvrage plusieurs arguments à l'appui de notre thèse, revient à chaque instant sur ce principe qui, pour lui, est absolu et constitue la base même de la pathologie des tumeurs. Dans son traité, toutes les fois que l'occasion se présente de faire sa profession de foi à ce sujet, il est nettement explicite ; il ne l'est pas moins dans la discussion du 9 janvier 1844 à l'Académie de médecine sur l'incompatibilité des fibromes et des cancers mammaires ; il affirme à nouveau, répondant à Roux, que les corps fibreux, soit de l'utérus, soit de la mamelle, sont de sûrs préservatifs contre le cancer.

La réunion des diverses tumeurs sous une influence diathésique supérieure a plus d'une fois été tentée. Un auteur qui a bien formulé la vérité que nous nous efforçons à notre tour de dégager est sans contredit P. Broca, dans son admirable traité des tumeurs. Nous ne saurions mieux faire que citer textuellement (1) :

(1) P. Broca. Traité des tumeurs. T. I, p. 97, édit. 1856.

« Y a-t-il des tumeurs d'origine cancéreuse sans élé-
« ments cancéreux proprement dits ? Il a été un temps
« où j'aurais répondu résolument à cette question par la
« négative. Aujourd'hui, je serai plus réservé, *car j'ai*
« *vu plusieurs fois des tumeurs homœomorphes qui parais-*
« *saient s'être développées sous l'influence de la diathèse*
« *cancéreuse*. Le premier fait que j'ai observé m'avait
« paru pouvoir être expliqué par une coïncidence. Mais
« depuis lors, plusieurs faits semblables se sont pré-
« sentés à moi, et, sans oser rien affirmer, je suis dis-
« posé à les interpréter aujourd'hui d'une autre ma-
« nière. »

Suivent les observations justificatives.

Et plus loin (p. 100), à l'occasion de deux tumeurs enlevées par Max-Mounier sur un seul patient, l'une manifestement cancéreuse, l'autre constituée par une simple hypertrophie glandulaire :

« Il faut admettre que le blastème sécrété sous l'in-
« fluence de la diathèse cancéreuse a pu se laisser dé-
« tourner de sa destination pour s'organiser en un tissu
« glandulaire semblable au tissu normal, etc. »

A lire ces lignes, on s'imaginerait, à tort, pouvoir trouver, dans le livre de Broca, une opinion toujours identique à la nôtre, il n'en est rien. Ce n'est que contraint et forcé par les faits qui n'avaient pas échappé à sa grande intelligence qu'il fait cet aveu, peut-être malgré lui. Car nous ne saurions l'oublier, c'est dans ses écrits que s'étale, tout au long, la distinction établie entre les diathèses dites de système et la diathèse cancéreuse. Et cependant, nous retrouvons encore la phrase suivante, qu'on nous permettra de relever : « Le lipome occupe le plus bas degré d'une éehelle dont le cancer occupe le sommet (1) ». Preuve indéniable, que dans l'esprit si judicieux de Broca, s'imposait, presque à son insu, cette notion de la parenté étiologique des différentes tumeurs.

Avec Broca, il faut mentionner Billroth qui reconnaît catégoriquement que « les tumeurs, distinctes entre elles sans cesser d'être groupées naturellement, forment une classe à part caractéristique et qu'il existe sans doute au-dessus d'elles une diathèse spécifique générale pour la formation des néoplasies (2). »

Pour Arnott, dans la discussion sur le cancer, à la Société pathologique de Londres, en 1874, l'état constitutionnel qui donne naissance au cancer n'est pas sans influence sur la production des tumeurs bénignes. La situation anatomique, la vascularité des organes, sièges de la tumeur, le degré d'humidité et de chaleur, décident quelle forme et quelle allure prendra le néoplasme, indifférent dans sa nature.

Mme Boivin, d'après le Dr Guyon qui s'éleve contre cette opinion, croit à la dépendance étroite du cancer et du corps fibreux de la matrice (3).

Ashwell (1884), selon G. Thomas, confond absolument les deux ordres de tumeurs, les considérant comme d'essence identique.

(1) Broca. Loc. cit. T. I, p. 304.

(2) Billroth, Pathol. chirurg., p. 563.

(3) Guyon. Thèse d'agrég. sur les tumeurs fibreuses de l'utérus. 1860 p. 28.

Enfin nous voyons dans le Bulletin de la Société anatomique, M. Sevestre (1) et M. Hanot (2), relatant la coexistence constatée à l'autopsie de plusieurs tumeurs de natures différentes sur un même sujet, s'étonner de cette dérogation à la loi habituelle qui veut que les manifestations d'un même état diathésique soient similaires, et soupçonner que les diverses diathèses néoplasiques ont entre elles un lien commun qui peut bien expliquer des transformations et des substitutions de tumeurs.

M. le docteur Siredey avait depuis longtemps remarqué cette combinaison, il avait même suggéré à notre distingué collègue et ami le Dr Léon Tissier l'idée d'en faire l'étude comme sujet de thèse inaugurale (3).

Les communications récentes de M. Verneuil au congrès de Copenhague ont donné un éclat tout nouveau à cette question et mis à l'ordre du jour l'étude des relations qui pourraient exister entre les néoplasmes de natures différentes. Ce n'est pas que les observations aient fait défaut, les faits existaient disséminés, épars et confondus dans la masse des publications. C'est à M. Verneuil qu'appartenait de les réunir, de les grouper, de rassembler dans une commune origine et d'englober dans une même famille des néoplasmes si différents en

(1) Sevestre. Soc. anat. 26 avril 1876, p. 340.

(2) Hanot. Soc. anat. 7 et 28 janvier 1881, p. 32 et 78.

(3) Nous ne saurions trop vivement remercier notre ami Tissier de la libéralité et de l'obligeance avec laquelle il a mis à notre disposition tous les matériaux qu'il avait accumulés pour son mémoire sur la consanguinité des tumeurs. »

apparence par tous leurs caractères, leur structure, leur type, aussi bien que par leur évolution. Une thèse (1) faite sous les mêmes inspirations a cependant déjà préparé le terrain, mais grâce aux publications diverses, aux nouvelles conférences cliniques de notre maître, le cercle du sujet s'est peu à peu agrandi et il nous a été possible de revenir sur cette question.

Dans une remarquable clinique faite à l'hôpital de la Pitié, M. le professeur Verneuil s'exprimait ainsi et donnait des néoplasmes multiples la classification suivante :

« Cette coïncidence de plusieurs néoplasmes semblables « ou différents offre tant de variétés qu'il faut d'abord « établir des divisions basées sur :

« La structure ;

« Le siège ;

« L'époque d'apparition.

« Les néoplasmes simultanément constatés peuvent :

« 1° Etre de même nature, c'est-à-dire de même com- « position histologique, ou de nature différente.

« 2° Siéger dans le même organe, la même région, le « même système, ou occuper des organes, des régions, des « systèmes différents.

« 3° Paraître ensemble ou se développer à des époques « diverses.

« Si, pour abréger le langage, on ne recule pas devant « l'admission d'un certain nombre de néologismes, les « néoplasmes multiples seront dits :

(1) Thèse de Sauce. 1880, Paris. Essai sur la pluralité des néoplasmes.

« I. *Homœo-histiques*, s'ils ont la même composition
« anatomique, exemples : ostéomes multiples, névromes
« multiples, etc.

« II. *Hétéro-histiques*, s'ils sont de structures différen-
« tes, exemple : coïncidence chez un même sujet d'un
« lipome, d'un polype fibreux et d'un carcinome;

« III. *Mono-organiques*, quand ils siègent dans un seul
« et même organe, exemples : plusieurs myômes dans
« l'utérus, plusieurs adénomes dans un seul sein, plu-
« sieurs kystes dans un ovaire;

« IV. *Mono-topes* (*Τοπος lieu*), uni-régionnaires, quand
« ils sont réunis dans une même région, exemple : loupes
« multiples du cuir chevelu, lymphadénomes du cou, de
« l'aisselle.

« V. *Mono-systématiques*, quand ils n'envahissent
« qu'un seul système; exemple : les lipomes multi-
« ples.

« VI. *Poly-organiques*, quand ils occupent plusieurs
« organes semblables ou différents; exemples : kystes
« dans les deux mamelles, polypes des deux fosses nasa-
« les, enchondromes multiples;

« VII. *Poly-topes* (multirégionnaires), quand, partis
« d'un point, ils gagnent les régions plus ou moins loin-
« taines; exemple : épithélioma du gland avec lymphan-
« gite dorsale et adénopathie inguinale.

« VIII. *Poly-systématiques*. C'est le cas pour les néo-

« plasmes généralisés dont les foyers se dispersent dans « tous les systèmes ; exemples : cancer de la glande « mammaire, engorgeant les ganglions lymphatiques et « formant des dépôts secondaires dans les poumons, les « os, les muscles.

« IX. *Syncrones*, quand ils existent en même temps, « cas ordinaire, qui sert précisément à démontrer la plu-« ralité des néoplasmes, mais qui n'est pas constant, « puisqu'on peut également noter la succession de plu-« sieurs néoplasmes apparaissant à des époques plus ou « moins éloignées et n'ayant jamais coexisté. On trou-« vera plus loin des exemples de ces néoplasmes *hétéro-« chrones*. L'un des plus remarquables est celui d'une « dame atteinte, opérée et guérie en 1878, d'un adé-« nome sudoripare de la face ; atteinte, opérée et guérie « en 1881, d'un polype utérin, atteinte et opérée en 1884 « d'un cancer du sein.

« X. *Homéliques ou hétéréliques*, termes nécessaires « pour indiquer l'apparition simultanée ou successive « de plusieurs néoplasmes. Le premier cas se conçoit « quand il s'agit de néoplasmes susceptibles de se géné-« raliser, mais ne se réalise qu'à une certaine époque de « la maladie. Un cancer primitif apparaît, d'abord uni-« que ; plus tard se montrent des cancers secondaires « qui, pouvant dater du même jour et avoir par consé-« quent le même âge, seront homéliques. »

Tel est l'ordre dans lequel peuvent rentrer toutes les variétés offertes par l'observation clinique ; mais pour employer les termes mêmes de notre maître : « *ces variétés peuvent se combiner à l'infini et on remplirait une page du seul titre des sous-variétés possibles.* »

C'est pour cette raison que nous n'aurions pu remplir ce cadre en entier, la tâche étant complètement au-dessus de nos forces, nous avons donc dû nous limiter dans nos recherches et par conséquent faire un choix. Ce choix était difficile. Que fallait-il retrancher, que fallait-il, au contraire, développer et étendre ?

Plusieurs manières d'envisager la question s'offraient à nous. La première qui nous est venue à l'esprit était de recueillir et rassembler les observations, ensuite de les classer, les étiqueter avec soin et de tirer par une sorte de revue statistique des données sur la qualité, la quantité, le rapport numérique de fréquence de telle ou telle tumeur.

Mais nous avons dû abandonner cette façon de voir. Notre thèse, ainsi comprise, n'aurait été qu'une sorte d'index, qu'un catalogue certainement sans attrait et peut-être, disons-le, sans grande utilité.

Quelle conclusion pratique, en effet, pourrions-nous tirer de ce fait que le corps fibreux coexistait avec le cancer dans une proportion deux fois plus grande que le lipome et trois fois plus que le kyste sébacé.

Nous avons pensé qu'il fallait mieux entendre autrement la question et négligeant, sans l'abandonner toutefois complètement, le côté statistique, ne trouvant pas du côté de l'anatomie pathologique une base de division solide et complète, nous nous sommes renfermé dans le cadre pur et simple de la clinique et adoptant cette division élémentaire et qui restera longtemps encore la meilleure, des tumeurs en néoplasmes bénins et néoplasmes malins, nous nous sommes demandé si les néoplasmes bénins coexistaient fréquemment, s'il en était de même des néoplasmes malins et enfin si cette multiplicité pouvait porter sur des tumeurs bénignes et malignes évoluant sur le même individu ou sur la même famille.

La question ainsi comprise, il restait à en tirer des conclusions. Quelles étaient les causes de cette multiplicité des néoplasmes évoluant sur un même sujet ? N'y avait-il là qu'un fait purement accidentel, un hasard purement fortuit, indigne d'attirer et de fixer l'attention, ou ne valait-il pas mieux voir là plus qu'un fait isolé, mais bien l'existence d'un lien commun réunissant en une même famille toutes ces tumeurs si diverses par leur structure, leur siège, leur âge et leur évolution.

En un mot, pour expliquer l'ordre de notre travail, après avoir étudié la pluralité des tumeurs bénignes et des tumeurs malignes, après avoir étudié la coexistence possible des tumeurs bénignes et malignes sur un même sujet, nous avons été amené à nous demander quelle était la cause même de cette multiplicité, et c'est dans la recherche de cette cause que réside le but de cette étude.

CHAPITRE I

DE LA PLURALITÉ DES NÉOPLASMES BÉNINS.

§ 1er. *De la pluralité des néoplasmes bénins de même nature.*

La multiplicité des tumeurs bénignes est un fait aujourd'hui bien connu. Dans certaines variétés de néoplasmes cette multiplicité est la règle et le chirurgien, prévenu par la découverte d'une de ces tumeurs, recherche immédiatement s'il en existe une semblable. Prenons un fait par exemple : il est rare que les polypes muqueux des fosses nasales soient isolés; toujours ou presque toujours ils sont multiples, quoique d'âge et de volumes différents.

Mais pour examiner la question et éviter autant que possible les lacunes, passons en revue toutes les tumeurs bénignes les unes après les autres, la conclusion sera un résumé facile à vérifier.

Le *lipome*, le plus souvent unique, est cependant d'une fréquente multiplicité, le fait est enregistré, il nous suffit de lire les auteurs qui ont consacré quelques lignes aux lipomes.

Dans Broca, nous trouvons relatés un certain nombre de faits qu'on nous permettra de résumer rapidement.

Il raconte avoir vu un homme (1) qui portait neuf

(1) Broca. T. I, p. 387.

lipomes, développés spontanément à la nuque et à la région dorsale; il rappelle les observations de Marjolin et d'Alibert qui relatent 50, 100 et même plusieurs centaines de lipomes et il cite même un cas vraiment remarquable sur lequel nous reviendrons plus loin et où le malade portait plusieurs milliers de lipomes, qui paraissaient être la suite d'une sorte de généralisation.

Hugier, dans la thèse de Perrotte (1), relate l'observation d'un malade porteur de 43 lipomes affectant une disposition symétrique, trois étaient médians, les autres pairs et répartis symétriquement deux à deux.

Dans la thèse de Pautier (2) (1834) se trouve la relation d'un malade ayant un grand nombre de lipomes sur le corps dont un très volumineux.

Quelquefois ces lipomes multiples sont congénitaux. Témoin le cas de Heyfelder (3).

Dans l'article de Léon Tripier sur le lipome dans le dictionnaire encyclopédique, on trouve une observation de Daniel Mollière où il s'agit d'une vieille femme à l'autopsie de laquelle on trouva plusieurs lipomes développés en dehors de la plèvre pariétale et qui faisaient saillie dans les espaces intercostaux, on voyait d'autres masses lipomateuses à la partie supérieure du diaphragme.

En ce moment M. Verneuil vient d'opérer d'une fissure anale un gros arthritique couché au n° 35 de la salle

(1) Perrotte. Du lipome. Th. de Paris, 1844, p. 12.

(2) Pautier. Essai sur les lipomes. Th. de Paris, 1834, p. 12.

(3) Heyfelder. De lipomate et de steatomate. Stuttgard, 1842. Analyse dans Arch. génér. de méd., 1843. Série 1re, t. I, p. 264.

Michon et porteur d'un nombre considérable de lipomes du volume d'une noix et donnant à ses membres, notamment aux deux avant-bras, un aspect mamelonné bizarre.

Broca pense que les lipomes multiples sont toujours sous-cutanés. C'est, en effet, la disposition générale; cependant quelques faits contraires existent.

« Les lipomes des mamelles sont presque toujours doubles (Tripier. Dict. E., p. 642). » Voici en outre un exemple que nous empruntons à la société anatomique (1) et dont nous donnons le résumé.

Hypertrophie des deux mamelles chez une fille de 15 *ans.* — Par Ledouble, interne à l'Hôtel-Dieu, service de M. Richet.

... Il y a six mois, suppression des règles. Accroissement des seins, les règles redeviennent régulières un mois après, augmentation progressive du sein droit qui s'est développé le premier et reste le plus gros.

Mesuré au niveau de sa base et à sa partie moyenne, le sein droit offre en ces deux points une circonférence de 59 cent. et la distance du mamelon à la fourchette sternale, la malade étant couchée sur le dos, est de 30 cent.

Sein gauche, 52 cent., 27 cent.

Sein droit d'apparence un peu allongée et pyriforme, sein gauche encore globuleux. Consistance ferme, un peu dure, lobulée. Le mamelon est aplati, sa saillie a presque disparu, mais il s'est élargi et l'aréole est plus étendue; la peau qui recouyre cette dernière est épaisse et plissée. Le segment qui recouvre les mamelles est tendu, ce qui augmente la consistance de la tumeur; il est sillonnée de grosses veines bleuâtres. Sur le sein droit, la peau

(1) Bull. Soc. anat., 1875, p. 185.

offre une couleur rouge uniforme, disparaissant à la pression, la peau n'est pas excoriée et n'a pas de tendance à le devenir.

Quelque gêne et quelques élancements.

Peu d'amélioration par le traitement médical. Amputation du sein droit. L'examen montre un fibro-lipome avec prédominance du tissu fibreux.

Cruveilhier, dans sa grande anatomie pathologique (in-folio, 36e livrais., fig. 22) fait représenter un rein dont la substance corticale renfermait un grand nombre de lipomes parfaitement circonscrits.

A coté de ces cas nous pouvons rappeler celui que Robert et Amussat rapportent dans l'*Union médicale* de mars 1851.

Sangalli (1) relate le fait de deux lipomes pédiculés de la grosseur d'un œuf de poule faisant saillie dans le côlon descendant et ayant déterminé une invagination et un prolapsus de l'intestin.

Nous trouvons d'autres faits dans le Bulletin de la Société anatomique (2), une observation de M. Rémy alors interne de M. Labbé, où il s'agit de deux tumeurs fluctuantes situées profondément à la partie inférieure du bras au-dessus du coude.

L'opération démontra qu'il s'agissait de deux lipomes sous-aponévrotiques siégeant entre le biceps et le brachial antérieur. Notons en passant que cette année au n° 2 de la salle Lisfranc nous avons vu sur le bras droit d'une jeune fille un lipome sous-aponévrotique présentant exactement le même siège.

(1) Sangalli. Storia dei Tumori, 1860, vol. II, p. 248.

(2) Bull. Soc. anat., 1876, p. 136.

Quelquefois ces lipomes prennent une disposition symétrique, ainsi que nous en trouvons de beaux exemples dans la thèse de Lecuyer (1).

Si les lipomes multiples sous-cutanés sont plus fréquents que les profonds, peut-être faut-il invoquer comme cause les irritations chroniques, les causes occasionnelles légères qui procèdent souvent à la formation du lipome. Tout le monde connaît aujourd'hui ces faits bien admis par Cruveilhier et Broca que des pressions répétées suffisent pour déterminer l'éclosion des lipomes chez les gens prédisposés. Les lipomes de la nuque des portefaix et sur la face postérieure des épaules reconnaissent pour cause la pression prolongée des fardeaux. On sait que, dans les recueils anciens de médecine militaire, on rapporte des cas de lipomes multiples du front et du cou chez les soldats serrés et comprimés dans les pièces rigides de l'ancien équipement militaire.

Voici à l'appui de cette assertion une observation que nous empruntons au Bulletin de la Société anatomique (2) et qui a été prise dans le service de M. Trélat à la Charité, il s'agit d'un homme de 29 ans qui portait trois petites tumeurs.

Deux de ces tumeurs étaient symétriques au niveau de l'épine de l'omoplate, l'autre à la pointe de la cinquième côte; elles étaient produites par le frottement du havre-sac. Toutes les trois présentaient l'aspect d'un lipome.

(1) Lecuyer. Th. de Paris, 1872, p. 23. Considérations sur les lipomes.
(2) Soc. anat., 1872, p. 501.

Enfin, pour compléter la série, nous pouvons signaler une malade que M. Verneuil soignait pour une gomme du genou et qui présentait cinq lipomes autour de l'un de ses coudes ; et nous pouvons encore renvoyer à deux observations publiées dans des recueils anglais (1).

Si la multiplicité constitue pour les lipomes un fait commun, elle est également fréquente pour les *fibromes*.

En effet, il nous semble inutile d'insister sur la multiplicité des tumeurs fibreuses cutanées.

Un individu porteur d'un seul molluscum fibreux est rare, généralement c'est par dizaines et quelquefois par centaines qu'il faut les compter.

Virchow rapporte le fait suivant que nous résumons :

Une femme de 47 ans portait sur tout le corps une grande masse de tumeurs petites et grosses qui s'étaient lentement développées depuis des années. Beaucoup d'entre elles étaient très petites, de la grosseur d'un pois jusqu'à celle d'un noyau de cerise, arrondies et recouvertes d'une peau lisse ; d'autres étaient plus grosses, du volume d'une noisette et au delà. Une, la plus volumineuse, avait 48 pouces de circonférence et s'étendait depuis la ligne blanche jusqu'à environ 2 pouces de la colonne vertébrale. Elle pendait de la région costale gauche jusque bien au-dessous de la hanche, la peau qui la recouvrait était mince et unie ; à l'ablation. elle pesait 16,250 grammes.

(1) Multipl. fatty tumors. Saint-Thomas, hosp. rep., 1879-80. London, p. 69 et 1881, p. 54 et 56,

(2) Virchow. Loc. cit. T. I, p. 322.

Toutes ces tumeurs appartenaient à la variété des fibromes.

Plus loin, le même auteur nous apprend qu'il a vu un jeune homme dont tout le corps était couvert de grosseurs dont le volume variait depuis celui d'une tête d'épingle jusqu'à celui d'un œuf de pigeon et dans la famille duquel cette particularité se transmettait héréditairement depuis trois générations.

Au mois de novembre, nous avions dans le service de M. Verneuil, à la salle Lisfranc, une femme atteinte d'un fibrome pédiculé de la grande lèvre droite et présentant une série de fibromes papillaires de la paroi postérieure du vagin et de l'entrée de la vulve.

Mon collègue Monnier me fait savoir qu'il a opéré chez M. Péan une femme d'un fibrome verruqueux latéro-unguéal du pouce, et que cette malade portait en même temps un molluscum pendulum de la grande lèvre gauche dont elle n'a pas voulu être opérée.

Nous empruntons aux bulletins de la Société anatomique la relation suivante (1) :

« M. Houel présente une tumeur fibreuse enlevée par Nélaton, elle siégeait dans les grandes lèvres, elle a le volume d'un gros œuf de poule. Elle n'a en elle-même rien de particulier, mais à deux ou trois centimètres, on trouvait une autre petite tumeur de même nature enlevée également par Nélaton. Elle était développée à la face profonde du derme, un tractus fibreux pénétrait à une certaine profondeur dans la petite tumeur.

(1) Bull. Soc. anat., 1875, p. 305.

« Ce que ce fait a d'intéressant est l'existence de cette petite tumeur dont le développement ultérieur aurait pu faire croire à une récidive sur place de l'ancienne tumeur fibreuse si on avait négligé de l'enlever. »

Les fibromes des nerfs ou les *névromes* sont si souvent multiples que, dans quelques cas, ils paraissent être l'expression d'une même diathèse qu'on appelait la diathèse fibreuse.

La multiplicité des névromes est un fait classique (1). Lebert (2) distingue même une multiplicité double de ces tumeurs, générale et locale. Pour Virchow, cette multiplicité pouvait être triple : « Il peut en effet se développer des nodosités sur plusieurs points du même nerf, qui prend ainsi l'aspect d'un chapelet, ou bien on voit sur tout le domaine d'un nerf et de ses ramifications se produire des nodosités sur tous les rameaux, ou bien enfin, sur tout le même individu il se forme des névromes dans toute une série de nerfs des régions les plus différentes. » Nous avons ainsi une série d'observations de névromes développés sur presque tous les nerfs spéciaux et sur beaucoup de nerfs du grand sympathique (3).

Virchow cite encore le cas de Schiffner (4) se rappor-

(1) Voir Monteggia. Instituzioni chirurgiche, 1813. Vol. II, p. 195. Cité dans Wood Edimb. méd. chir. Trans. Vol. III, p. 283 et Archiv. de Virchow, 1855. T. VIII, p. 40.

(2) Lebert. Mém. de la Soc. de chir., t. III, p. 283 et Tr. d'anat. path. T. I, p. 160.

(3) Virchow. P. 452, t. III.

(4) Schiffner. Med. Jahrb. des öster. Staats, 1818, t. IV, p. 77, fig. 1, 11, 1821.

tant à deux frères idiots dont presque tous les nerfs étaient garnis de tumeurs. De même, un cas de Bischoff, cité dans la thèse de Knoblauch (1).

Un autre de Hesselblach (2), de Schoülens, cité dans la thèse de Hasler; enfin, le cas curieux signalé par Hitchcook (3) où plusieurs membres de la même famille présentaient de nombreux névromes.

Ces névromes existent même multiples chez les animaux, témoin ce cas de M. Collin (4) où à l'autopsie d'une vache, regardée comme saine, on trouva un grand nombre de névromes, surtout dans les nerfs splanchniques et sympathiques, mais aussi dans ceux de la langue, du cou et du pied de devant. A côté de petites tumeurs du volume d'un grain de millet, on en trouvait une dans le plexus solaire entourant l'artère mésentérique et qui pesait 5 livres.

Cette année même, dans la pratique civile de M. Verneuil, nous avons pu assister à l'ablation de quatre petits névromes douloureux du pouce et du médius chez une dame de province.

Devons-nous parler ici des chéloïdes cicatricielles? Nous ne le pensons pas? la nature néoplasique des chéloïdes est, en effet, discutable, et cela pour plusieurs raisons dont deux nous paraissent importantes à citer : la première, c'est que la chéloïde cicatricielle se développe sur-

(1) Knoblauch. De nevromate et gangliis accessoriis veris adjecto cujusvis generis casu novo atque insigni. Diss. inaug. Francof. ad. Mœn. 1843, p. 27, t. IV.

(2-3) Voir Bibliogr. de Virchow, p. 453, t. III.

(4) Collin. Recueil de méd. vétér. Série IV, t. VIII, p. 74.

tout chez les scrofuleux, à la suite de longues suppurations, dont elle constitue le stigmate indélébile, et que ce n'est pas sur un semblable terrain que l'on voit évoluer la néoplasie ; la seconde, c'est que, chez les nègres, où cette diathèse chéloïdale atteint son maximum, au point que chaque plaie est représentée, presque constamment, par une saillie fibreuse, la néoplasie est, pour ainsi dire, chose inconnue, et que le carcinome, le lipome et autres tumeurs sont des affections d'une extrême exception chez les individus de cette race.

Mais ces fibromes peuvent siéger dans des organes différents : ainsi Laurent (1) a présenté à la Société anatomique un exemple de fibrome du rein et de fibrome de l'utérus.

Les polypes fibreux naso-pharyngiens sont-ils réellement uniques ? Cela est certain pour Nélaton, mais en faveur de notre thèse nous ne saurions oublier de mentionner que certains auteurs voient dans les polypes naso-pharyngiens à adhérences multiples autant de polypes fibreux différents.

Follin admet cette multiplicité commune du fibrome (T. I, p. 189), mais, dit-il, cette multiplicité n'a toutefois rien qui puisse la faire comparer au cancer généralisé.

On sait que le fibrome diffus de la mamelle est généralement double.

Broca (2) emprunte au *London médical and Surgical*

(1) Bull. Soc. anat. Mars 1875, p. 258.

(2) Broca. Des tumeurs. T. II, p. 489. The London med. and. Surg. Journal. Vol. VI, p. 190, septembre 1834.

Journal le fait d'une jeune fille de 18 ans atteinte depuis 18 mois environ d'une hypertrophie générale des deux mamelles. Le sein droit d'abord beaucoup plus gros fut bientôt dépassé en volume par le sein gauche, mais il présentait tous les signes de la mamelle irritable.

Tout le monde connaît le cas de Manec, rapporté et dessiné dans l'ouvrage de Follin et Duplay (1), où les deux mamelles étaient atteintes de fibromes diffus et volumineux et, par suite, si gênantes pour la malade, que leur volume en nécessita l'ablation.

Nous trouvons dans la Société anatomique un exemple de fibrome diffus des deux mamelles que nous pouvons rapprocher des deux précédents.

Les fibromes sont généralement multiples, il est rare de les voir solitaires.

En effet, la verrue est si souvent multiple que cette multiplicité a donné lieu à une opinion encore très répandue, à savoir que la verrue est contagieuse et que la contagion réside dans le sang. Une des conséquences des vieilles doctrines humorales enracinées dans le peuple consiste à croire que, si l'on coupe une verrue et qu'il s'écoule un peu de sang sur la peau, on verra se développer une nouvelle verrue au point contaminé (2).

Dans ces fibromes multiples, nous ne voulons parler que d'une multiplicité sans généralisation, car l'on sait

(1) Follin et Duplay. Traité élém. de path. ext., t. V, fig. 82.

(2) Virchow. 354. T. I. Pour M. Cornil, dont on connaît les remarquables travaux, la verrue ne serait que la manifestation d'un microorganisme réellement contagieux.

et nous en reparlerons à propos des tumeurs malignes que la généralisation a pu être observée pour certains fibromes.

Virchow (1), dans sa collection, possède une pièce où, à côté d'une volumineuse tumeur de l'utérus, il existe un grand nombre de tumeurs secondaires du péritoine, de l'épiploon, du mésentère et de la plèvre.

Paget (2) a le premier attiré l'attention sur quelques cas de tumeurs fibreuses malignes où étaient survenues après l'extirpation, soit des récidives dans les cicatrices, soit des métastases intérieures, notamment dans les poumons et sur les plèvres ; il rapporte en particulier un cas de ce genre venant du sein d'une femme, un autre de l'omoplate.

Richard Volkmann (3) a décrit deux cas analogues où les os des extrémités avaient été le siège primitif du mal.

Mais tout en enregistrant ces cas dans ce paragraphe, il nous semble que la nature fibreuse de ces productions est bien suspecte et qu'il est légitime d'élever un doute au sujet de l'étiquette sous laquelle ils ont été décrits.

Cette généralisation, ces métastases appartiennent, en effet, au sarcome, et nullement au fibrome.

Les *adénomes* forment un cadre clinique encore imparfaitement fermé : l'adénome pur est en effet très rare, sa

(1) Virchow. Des tumeurs. Vol. I, p. 359.

(2) Paget. Lectures on surgical pathol. T. II, p. 151.

(3) Volkmann. Bemerkungen über einige vom Krebs. zu tennende Geschwülste. Ext. du 4e Vol, des Abhandl. der Matur. zu Halle. 1858, p. 8.

combinaison avec le fibrome est la règle, de là des différences parmi les auteurs sur leur mode d'apprécier la nature des tumeurs ; mais pour nous qui ne nous plaçons pas au point de vue histologique et qui nous sommes expliqué ou nous expliquerons sur les autres tumeurs, nous ne parlerons que de l'adénome type ou purement glandulaire.

Les polypes du rectum peuvent être pris comme le type de l'adénome des glandes en tube, ainsi que l'ont bien fait connaître les recherches de Robert, Broca, Verneuil et Cornil.

Giraldès (1) nous apprend que si le polype est souvent unique dans le rectum, il n'est cependant pas rare d'en observer plusieurs, surtout chez les enfants.

Bryant, cité par M. Duplay (2), en a enlevé trois chez le même malade. Tuaux (3) rapporte un cas où trois polypes furent rendus successivement par le même sujet.

Luton (4) présente à la Société anatomique deux gros polypes du gros intestin, chez une petite fille de 4 ans.

L'adénome que l'on observe à la mamelle est souvent solitaire mais quelquefois double. Broca (5) a vu cinq adénomes répartis dans les deux mamelles d'une femme âgée de 58 ans.

(1) Giraldès. Leçons sur les malad. chirurg. des enfants, p. 230.
(2) Duplay. T. VI, fasc. 3, p. 474.
(3) Tuaux. Mém. de l'Acad. de Dijon, 1783.
(4) Bull. Soc. anat., 1857, p. 69.
(5) Broca. T. II, p. 407.

Toutes ces tumeurs étaient fort anciennes, la plus récente avait paru vers l'âge de 13 ans. Les tumeurs développées dans la même glande étaient tout à fait indépendantes et séparées les unes des autres par des lobes mammaires parfaitement sains.

Broca (1) emprunte à Wickham (2) une intéressante observation que nous résumons ici :

Il s'agit d'une femme de 42 ans qui, dix-neuf ans auparavant, à la suite d'un coup reçu sur la mamelle gauche, ressentit des douleurs très vives en même temps que se manifestaient plusieurs petites tumeurs dans cette glande. Les douleurs nécessitèrent quelques années après l'extirpation de la tumeur. Au bout de quelque temps, de nouvelles tumeurs se développèrent dans les deux seins. Ces tumeurs toujours petites et dont le volume ne dépassait pas celui d'une aveline furent extirpées l'une après l'autre par une série d'opérations dont le nombre s'éleva à 8 pour le sein gauche et à 7 pour le sein droit, en y joignant les deux premières opérations on arrive à 17 opérations d'exérèse subies par cette malheureuse femme. Elle entra successivement dans les services de Velpeau, Valleix et Robert qui pratiquèrent des cautérisations, appliquèrent des sétons et finalement la malade sortit dans le même état qu'auparavant.

Sans vouloir pousser trop loin l'analyse et voir dans

(1) Id. Traité des tumeurs, p. 491,

(2) Wickham. Propos. de pathol. des affections douloureuses des glandes mammaires, etc. Th. inaug., Paris, 1850, p. 15, obs. 1.

le polyadénome une tumeur multiple, nous rappellerons seulement la multiplicité de ces polyadénomes (1).

Ainsi beaucoup d'individus présentent sur les joues, le nez, les lèvres, le menton, un certain nombre de tumeurs charnues arrondies, saillantes, ordinairement hémisphériques de volume variable, stationnaires ou ne se développant qu'avec une extrême lenteur et considérées autrefois comme des hypertrophies circonscrites ou excroissances du derme, Les tumeurs multiples du visage sont presque toujours des polyadénomes.

Les adénomes du voile du palais sont très souvent multiples.

Voici deux adénomes du sein, siégeant chez la même malade, et présentées par M. Verneuil :

Ces deux tumeurs des mamelles ont été enlevées il y a trois jours par M. Lenoir, chez une jeune malade douée d'une bonne constitution. Chacune d'elles occupait la périphérie de la glande correspondante, l'une en dedans, l'autre en dehors; celle du sein droit était plus volumineuse. Leurs caractères cliniques et microscopiques sont ceux des hypertrophies : mobilité, non adhérence des téguments, absence de douleur et d'engorgement ganglionnaire. A l'œil nu leur aspect est loin d'être le même; tandis que l'une est rougeâtre, un peu molle; l'autre, blanche, dense, offre plus manifestement l'aspect granuleux propre aux hypertrophies. Les particularités suivantes méritent surtout de fixer l'attention.

(1) Verneuil. Mémoire sur quelques maladies des glandes sudoripares. In Arch. gén., Série V, T. IV, p. 461, 1854.

Les masses hypertrophiées tenaient au reste de la glande par des pédicules très appréciables.

Après avoir mis la tumeur à nu par une incision unique. M. Lenoir a pu facilement l'énucléer; cependant elle résistait assez fortement dans un point, et pour détruire un tractus volumineux dirigé de la tumeur vers le mamelon, le chirurgien a été obligé d'en faire la section avec le bistouri.

Les mêmes pièces démontrent encore que l'hypertrophie mammaire revêt des formes multiples, différentes, suivant que ce travail pathologique intéresse tel ou tel autre élément de la glande. Ainsi, on voit sur l'une des tumeurs la paroi de l'acini hyaline, offrant à peine une épaisseur appréciable, si bien que l'épithélium nucléaire qu'elle contient, et qui forme une sorte de mosaïque, atteint jusqu'au bord de la granulation. Dans l'autre tumeur, au contraire, l'épithélium peut à peine être aperçu, tant la paroi est épaisse; elle est fibroïde, et parcourue par des stries parallèles au grand axe de la granulation, interceptant des espaces losangiques allongés. Voici donc deux tumeurs appartenant à la même malade : dans l'un des seins l'hypertrophie porte principalement sur l'épithélium; dans l'autre sur les parois des acini.

Broca (1) raconte l'étude qu'il fit d'une tumeur de l'S iliaque, développée chez une femme d'une cinquantaine d'années. Cette tumeur dont le volume total égalait celui d'un gros œuf était formée d'une vingtaine de petites tumeurs sphériques, rougeâtres, grosses comme des grains de raisin, mobiles les unes sur les autres, séparées par des sillons profonds et formant une masse qui s'implantait sur la muqueuse par un pédicule large d'environ un centimètre et demi. La dissection montra que ces tumeurs partielles étaient indépendantes les

(1) Broca. Loco citato. V. II. p. 519.

unes des autres. C'étaient donc autant de polypes distincts qui, nés sur des points très rapprochés de la muqueuse, avaient constitué un gros polype en forme de grappe et dont les pédicules partiels paraissaient confondus en un seul. L'examen histologique démontra que c'étaient des polyadénomes.

Dans un autre cas, Broca rencontra quatre petites tumeurs polyadéniques implantées sur la muqueuse à quelques centimètres de la valvule iléo-cæcale et à ce propos, il rappelle la multiplicité ordinaire des polypes de l'iléon et cite ce cas de Corvisart présenté en 1845 à la Société anatomique où il existait plusieurs centaines de ces petites tumeurs polypeuses sur la surface de la muqueuse de l'intestin grêle. Enfin il termine en disant · Ces exemples prouvent suffisamment que les polyadénomes circonscrits des membranes muqueuses sont très souvent multiples.

Voici un cas où des adénomes ont été observés sur deux organes différents. C'est le cas d'une jeune fille atteinte d'un goitre parenchymateux dur et stationnaire et d'un volumineux adénome de la glande sous-maxillaire dont M. Verneuil a fait avec succès l'extirpation (1).

Quant aux myxomes leur multiplicité est un fait bien connu, au point que leur pluralité est la règle et leur unité, l'exception. Pour les fosses nasales où le myxome forme le type le plus pur, souvent les deux narines sont prises et quand une seule est atteinte elle tient toujours

(1) Soc. méd., 1884, 24 juillet, p. 29.

où presque toujours plusieurs polypes. Aussi l'extirpation est-elle rarement complète en une seule séance, leur multiplicité fatigue l'opérateur, et à côté des grands polypes muqueux qui sont facilement saisis par la pince, il y en a d'autres petits attendant la chute des autres pour prendre place à leur tour. Le fait est tellement connu que nous passerons sans insister.

Virchow fait représenter dans son Traité un utérus rempli de polypes muqueux.

Les chondromes sont plus souvent solitaires, mais leur multiplicité n'est cependant pas rare ; et pour sortir un instant du cadre des néoplasmes véritables nous voyons que les corps étrangers articulaires sont souvent multiples. Ils sont quelquefois si nombreux (Virchow) et en même temps si volumineux qu'ils ne sauraient être déplacés, qu'il en résulte une tension extrême de la capsule articulaire et que la mobilité de l'articulation s'en trouve presque entièrement abolie.

Ainsi s'explique la différence déjà signalée par Cruveilhier, à savoir que les chirurgiens ne trouvent souvent qu'un ou deux corps étrangers articulaires, tandis que les anatomistes en rencontrent plus fréquemment plusieurs et même un très grand nombre. Virchow cite un cas où il en a trouvé dans le genou plus de 60 libres et plusieurs adhérents. Morgagni en cite 26, Haller 20.

Et pour épuiser le sujet disons que de la multiplicité de ces corps étrangers résulte souvent une certaine forme à facettes dont la constatation donne au chirurgien la certitude de leur pluralité.

Si j'ai, avec Virchow, rangé les productions cartilagineuses articulaires dans les néoplasmes, c'est qu'elles sont bien une manifestation locale de l'arthritisme comme les néoplasmes en général.

La multiplicité des chondromes s'observe fréquemment dans les os.

Virchow emprunte à Paget (1) une observation de chondromes multiples due à Dolrymphe et relate l'histoire d'une famille atteinte d'enchondrome que l'on rapportait jadis à une forme du cancer malin, mais que l'on a connu de nos jours, par des recherches plus exactes, être de nature enchondromateuse. On a dans ce cas, observé sur trois générations successives la production multiple d'enchondromes sur diverses parties du squelette, notamment sur les tibias, les côtes et les avant-bras.

Lebert (2) emprunte à Lenoir un cas très intéressant. Il s'agit d'un jeune homme de 26 ans qui avait des enchondromes multiples des métacarpiens et des phalanges des deux mains, des métatarsiens de l'un des pieds et du tibia correspondant. Ces tumeurs étaient au nombre de quinze. On s'aperçut du mal à l'âge de 3 ans. Huit ans après il avait pris un grand développement et était resté stationnaire jusqu'à l'âge de 16 ans.

Morton (3) cite le cas d'un jeune homme de 16 ans qui avait à toutes les phalanges et aux os métacarpiens des

(1) Paget. Lectures on surg. Pathol. T. II, p. 207.
(2) Lebert. Traité d'anat. pathol. T. I, p. 230, pl. XXVIII, fig. 10 et 11.
(3) Morton. Transact. path. Soc. London. Vol. II, p. 118.

deux mains des enchondromes qui étaient en partie restés stationnaires depuis longtemps déjà. Ce jeune homme racontait que la moindre contusion était suivie de près chez lui de l'apparition d'une nouvelle tumeur.

Scholz (1) raconte le cas d'un jeune homme de 22 ans qui, à la suite d'un coup de pied de cheval eut deux tumeurs enchondromateuses du quatrième orteil.

Le fait suivant appartient à Nélaton (2) : Un jeune homme de 19 ans reçut, à la face interne du pied droit, un coup de pied de cheval, il en ressentit une douleur vive pendant des années. Quatre ans après survint à l'endroit contus une tumeur du volume d'un œuf de pigeon qu'on extirpa en 1842. Nouvelle tumeur survenant en 1846 sur le premier métatarsien et ayant acquis le volume de deux poings.

D'ailleurs l'enchondrome qui forme en apparence la tumeur la plus simple est en réalité plus complexe et nous relevons dans Virchow (3), la phrase suivante : « Chaque enchondrome volumineux est indubitablement un produit multiple, quelle que soit d'ailleurs l'apparence d'unité qu'il revête. »

Cette multiplicité qui cause la structure lobée de l'enchondrome se manifeste aussi dans l'apparition de foyers indépendants dans les os voisins. On sait que les extrémités osseuses d'une même articulation sont parti-

(1) Scholz, De Enchondromate. Diss. Inaug. Vratisl., 1855, p. 35.
(2) Nélaton. Gaz. des hôpit., 1855, nº 10, p. 38.
(3) Virchow. Loc. cit. Vol. I, p. 488.

culièrement exposées à cette extension ainsi, que O. Weber (1) en rapporte des exemples.

Cette multiplicité peut-elle être comparée à la généralisation des tumeurs malignes ? Virchow (2) élève un doute à cet égard. Souvent, en effet, on ne constate que la multiplicité actuelle, sans assister au développement successif. Il rapporte alors les cas de Wedl (3) et de Dolbeau (4) et l'observation remarquable de Schuh (5) où tous les os d'une jeune fille de 12 ans étaient atteints, à l'exception des os du crâne et de la colonne vertébrale.

La multiplicité des *myômes* de l'utérus est encore un fait bien avéré et il est peu de médecins qui dans leur carrière n'aient été frappés au lit de la malade et surtout sur la table de l'amphithéâtre de la pluralité de ces affections néoplasiques. Mais cette multiplicité existe même en dehors de l'utérus. Virchow (6) rapporte dans son troisième volume des tumeurs un exemple remarquable de myômes multiples au cœur, siégeant dans l'un et l'autre ventricule, dans la cloison, les muscles papillaires et atteignant le volume d'une cerise et même au delà.

A côté de cette observation de Virchow nous pouvons rapprocher la suivante :

(1) O. Weber. Tab. I, fig. 2. Knochengeschwulste.

(2) Virchow. Loc. cit., 499.

(3) Wedl. Pathol. histol., p. 577-579.

(4) Dolbeau. Bull. de la Soc. anat. Novembre 1859, p. 296 et 328.

(5) Schuh. Pseudoplasmen. 1854, p. 135.

(6) P. 291, T. I.

Billard (1) rapporte l'observation d'un enfant qui succomba trois jours après la naissance et à l'autopsie duquel on trouva dans le cœur trois petites tumeurs dures.

A l'endroit ou le tissu musculaire lisse est développé, on peut avoir à enregistrer la présence de myômes multiples, par exemple le cas de Virchow (2) où il s'agit d'une série de tumeurs arrondies, développées autour du mamelon d'un homme de 32 ans ; le cas de Forster (3) où il s'agit de tumeurs analogues au scrotum.

A propos des myômes de la prostate, Virchow se prononce de la façon la plus nette pour leur multiplicité : « Souvent, dit-il, ces tumeurs sont uniques, mais en général elles sont multiples ; c'est d'ailleurs ce qui résulte de l'étude d'une discussion de la Société anatomique de 1856 (4), à la suite d'une présentation de myôme de la prostate. »

M. Viguier présente le côlon d'une femme qui, pendant la vie, a rendu par le rectum neuf petites tumeurs que le médecin de la malade aurait appelées corps fibreux. Depuis deux ans, il s'était développé des hémorrhoïdes.

Le côlon descendant à sa partie moyenne contient trois petites tumeurs. Il existait, en outre, une invagi-

(1) Billard. Traité des maladies des enfants nouveau-nés et de la mamelle. Paris, 1828, p. 647. Atlas, p. VIII, fig. 2.

(2) Virchow's Archiv. T. VI, p. 553-

(3) A. Forster. Wiener. Med. Wochenschr., 1858, n° 9, p. 130.

(4) Bull. de la Soc. anat., 1856, p. 415.

nation de la même partie d'intestin. M. Després pense que ces tumeurs sont des papillomes. M. Mallassez pense que ce sont des adénomes, mais après examen microscopique, il reconnaît que ce sont des myômes à fibres lisses. »

Dans les Bulletins de la Société anatomique (1) nous trouvons un exemple de myômes multiples de l'estomac.

Nous ne parlerons pas des exostoses multiples qui sont, soit sous la dépendance de la syphilis, soit un trouble de croissance et une sorte de vice de conformation ; mais pour ceux qui voudraient les considérer comme des néoplasmes, on sait que leur multiplicité est fréquente, et au commencement de cette année M. Verneuil faisait voir dans ses salles un jeune garçon qui présentait une soixantaine d'exostoses ostéogéniques symétriquement placées.

La nature néoplasique du kyste sébacé étant discutée, notre intention est de ne pas nous étendre longtemps sur cette affection ; mais, si nous avions à en parler, nous aurions rapidement rassemblé de nombreux cas de pluralité, tellement cette affection est communément multiple et généralement sur le même individu, porteur de kyste débacé, il est de règle d'en trouver plusieurs à différentes étapes de leur évolution.

(1) Bull. de la Soc. anat., 1852, t. XXVII, p. 128.

§ II. *De la pluralité des néoplasmes bénins de nature différente.*

La fréquence de cette pluralité des néoplasmes bénins de même nature étant maintenant chose établie, il nous reste à voir si ces néoplasmes ne peuvent pas se combiner entre eux et coexister, quoique de nature différente. Ici les observations sont nombreuses, nous en donnerons quelques-unes pour présenter des exemples de ces différentes combinaisons.

Chacun sait, et nous passerons rapidement, que le corps fibreux de l'utérus coïncide fréquemment avec le kyste de l'ovaire et les opérateurs ont vu souvent cette coexistence.

Lorrain l'avait déjà remarquée (1) et il présentait, en 1854, des pièces provenant de l'autopsie d'une vieille sage-femme où, à côté d'un kyste de l'ovaire volumineux, il avait trouvé un corps fibreux de l'utérus.

A côté de ce fait, nous pouvons ranger l'observation de M. Bauchet (2).

« M. Bauchet montre deux énormes tumeurs appendues de chaque côté de l'utérus. A priori on croirait qu'elles appartiennent aux ovaires, on voit en effet entre elles la cavité utérine. Mais l'étude de la pièce démontre que les ovaires sont indépendants de ces tumeurs, que ce sont deux corps fibreux plus gros chacun que le poing, se continuant en dedans avec les faces

(1) Bull. de la Soc. anat., 1854, p. 55.

(2) Bull. de la Soc. anat., 1854, p. 104.

latérales de l'utérus. A la coupe on reconnaît que ce sont deux tumeurs fibreuses d'un poids considérable.

« Outre ces deux tumeurs, on trouve que l'ovaire du côté droit est transformé en véritable kyste, indépendamment de ce corps fibreux, mais qui pourrait aisément les contenir tous deux dans sa cavité. »

Nous ne ferons également que mentionner l'observation du Dr Bourneville que nous empruntons aux mêmes bulletins (1), et qui provient d'une malade de l'hôpital Saint-Louis, dans le service de M. Proust à la salle Saint-Thomas.

Il s'agit d'une femme de 45 ans, à règles irrégulières, ayant eu quatre grossesses assez pénibles et une hémorrhagie utérine assez importante. Elle présente les phénomènes suivants :

« Cachexie. Ecoulement roussâtre. Affaiblissement. Quelques phénomènes péritonéaux.

« *Autopsie.* — Inflammation purulente du petit bassin. Petit kyste de l'ovaire droit. Dans la cavité utérine, tumeur du volume d'une petite orange, ayant l'apparence extérieur d'un corps fibreux ramolli et sphacélé et la texture histologique du myôme utérin. »

Nous mettrons cependant en relief un fait qui nous a paru ressortir de plusieurs observations, à savoir le danger résultant de la présence simultanée d'un corps fibreux et d'un kyste de l'ovaire, danger provenant de la suppuration facile que le kyste de l'ovaire trouve

(1) Bull. de la Soc. anat., 1869, p. 167.

dans la cohabitation avec un corps fibreux irrité et plus ou moins sphacélé.

Nous n'en voulons pour preuve que le fait suivant dû à la plume de notre excellent ami le Dr Nepveu (1).

Polype fibreux utérin. Rupture spontanée d'un kyste suppuré de l'ovaire dans le péritoine avant l'opération, par Nepveu. — N° 7 de la salle Saint-Jean à Lariboisière, service de M. Verneuil. Le médecin qui accompagne la malade annonce un polype utérin de dimensions peu ordinaires.

Depuis trois mois ménorrhagies, puis métrorrhagies. Douleurs d'une femme en travail, frissons, vomissements.

Toucher : plancher périnéal dur, à 4 centim. de la vulve, tumeur un peu plus grosse que le poing, très dure et légèrement bosselée. Vagin rempli. Le doigt arrive à peine sur le col aminci qui entoure la tumeur. M. Verneuil retarde l'intervention et en attendant donne seigle ergoté.

Deux jours après, frissons violents, chaleur. Mort six jours après avec des phénomènes péritonéaux.

Autopsie. — Kyste de la trompe à droite. A droite, vaste kyste suppuré, flasque, revenu sur lui-même, contenant encore une certaine quantité de pus et portant une perforation de la largeur d'une pièce de 50 centimes.

De plus, polype fibreux inséré à la face antérieure du col, de consistance ligneuse. Le microscope montre des fibres musculaires lisses et une assez grande quantité de tissu conjonctif.

A l'appui de ce fait vient encore une observation de la Société anatomique (2) où les corps fibreux multiples de l'utérus, présentant des situations diverses et coexistant

(1) Bull. de la Soc. anat., 1869, p. 140.
(2) Bull. de la Soc. anat., 1853, p. 10.

avec un kyste de l'ovaire, ont déterminé la mort par péritonite suppurée.

Nous pouvons encore renvoyer à deux observations, l'une de la Société anatomique de 1874, l'autre dans le New-York medical Journal (1) de 1883.

Le *lipome* s'est montré combiné avec les autres tumeurs bénignes.

M. Kirmisson (2) a présenté un cas de fibrome utérin avec lipome.

Au commencement même de ce mois, M. Verneuil, nous remettait la note suivante, montrant la coïncidence possible du lipome avec un fibrome utérin :

Dame de 57 ans, petite taille, embonpoint considérable depuis l'âge de 26 ans. Comme sa mère, réglée à 16 ans, très abondamment, quelquefois avec douleurs. Une seule grossesse à 27 ans. Migraines violentes avant l'établissement des règles et pendant toute la période cataméniale. Digestion souvent difficile. Emphysème très augmenté depuis cinq ou six ans. Intertrigo sur les mamelles et entre les cuisses ;

Hernie ombilicale ;

Kyste synovial du poignet ;

Urines fortement colorées ;

Soif très vive autrefois, en Amérique, après une attaque grave de fièvre jaune.

Il y a une douzaine d'années elle constata à la fois une bosse dure dans l'abdomen et une tumeur graisseuse du dos.

Je constate aujourd'hui un fibrome utérin remontant au-dessus de l'ombilic et s'enfonçant dans l'excavation pelvienne, puis à la partie inférieure postérieure gauche du thorax un lipome en

(1) New-York, med. J., n° du 24 mars 1883.

(2) Bull. de la Soc. anat., 18 avril 1879.

forme de mamelle, régulier, arrondi, mesurant quinze centimètres de diamètre et huit à neuf centimètres de saillie.

L'exemple d'une femme atteinte d'un fibro-myôme utérin et de lipome de l'avant-bras, reproduit dans la thèse de Sauce, trouve ici sa place, ainsi que le fait de la coexistence d'enchondrome et de lipome signalé par Virchow (1).

Le lipome peut encore coexister avec les adénomes, ainsi que le démontre une observation de Vidal (2). Après avoir répudié le mot molluscum, ce médecin distingué a fourni une observation d'un de ses malades de Bicêtre qui, parmi les tumeurs qu'il portait, en présentait de deux sortes : les unes étaient des glandes sébacées hypertrophiées, l'une d'elles était même pédiculée; les autres étaient des amas de tissu adipeux et n'étaient que des lipomes.

La combinaison du lipome avec le papillome a été signalée par Broca : « J'ai enlevé, dit cet auteur, un lipome développé au-devant de la rotule chez une religieuse qui faisait de longues et fréquentes séances de genuflexion et, pour le dire en passant, la peau qui recouvrait le sommet du papillome, sans cesse irritée et froissée dans les génuflexions, était devenue le siège d'un hypertrophie papillaire, qui avait pris un grand développement et revêtu l'apparence d'une crête de coq singulière. »

(1) Virchow. Traité des tumeurs. T. I, p. 380.

(2) Bull. de la Soc. anat., 1858, p. 375.

Broca donne de ce fait un dessin qui rend bien compte de la disposition des deux néoplasmes.

Nous est-il permis de voir là une association fortuite de deux tumeurs et nous reprocherait-on de supposer que c'est la même cause, à savoir des froissements répétés, qui a éveillé la diathèse néoplasique, laquelle, au niveau du tissu sous-cutané, a développé un lipome et au niveau des papilles, un papillome ; et sans pénétrer plus avant dans la discussion, ne sommes-nous pas autorisé à voir là l'effet d'une seule et unique prédisposition néoplasique portant sur des tissus différents, plutôt que l'expression d'un état diathésique double, la diathèse lipomateuse et la diathèse papillaire.

On a pu également constater la présence du lipome et d'un fibrome et même la coexistence assez fréquente d'un polype naso-pharyngien et d'un développement hypertrophique de la boule graisseuse de Bichat, ainsi que le prouvent les observations suivantes :

M. Monod (1) présente un polype fibreux naso-pharyngien à trois lobes ou prolongements, enlevé par M. Trélat chez un jeune homme de 25 à 30 ans, la portion la plus importante venait faire saillie dans la narine droite.

M. Trélat ne peut se dispenser d'ajouter que la déformation de la joue lui avait fait diagnostiquer un lipome de cette région. Le diagnostic fut contesté par un de ses collègues, cependant il était exact; il a enlevé en effet un véritable lipome, dont l'extirpation a amené la dispa-

(1) Bull. de la Soc. anat., 1872, p. 337.

rition du gonflement de la joue. M. Trélat et M. Ranvier déclarent que c'est le premier fait de ce genre qu'ils observent, la coexistence d'un polype fibreux et d'un lipome.

Mais plus loin M. Gripat (1) rapporte l'observation d'un polype fibreux naso-pharyagien enlevé à l'hôpital Saint-Louis par M. Panas, et il relate le développement hypertrophique de la boule graisseuse de Bichat.

Et la même année nous trouvons l'observation concluante de Bourdon dans le Bulletin de la Société anatomique (août 1872, obs. IV, p. 393).

Polype naso-pharyngien avec prolongement dans la fosse ptérygo-maxillaire masqué par un lipome. — P..., Edouard, âgé de 19 ans, entré le 24 juillet 1871 à Lariboisière, service de M. Verneuil, sorti le 8 août 1872.

Peu de temps après l'entrée du malade à l'hôpital, M. Verneuil enleva une grande partie du polype avec une chaîne d'écraseur, après avoir fendu sur la ligne médiane le voile du palais à l'aide du galvanocautère; le polype appartenait à la classe des polypes fibreux.

Pendant près d'un an on cautérisa de temps à autre le pédicule avec l'acide chromique, le fer rouge ou le galvanocautère. Depuis quelques mois le malade avait la joue gauche enflée et l'on pouvait sentir au-dessous de l'os malaire une tuméfaction assez mal limitée, qui fut attribuée à la présence dans la fosse ptérygo-maxillaire d'un prolongement de la tumeur.

Au commencement de juillet 1872, M. Verneuil fait une incision à la muqueuse buccale au niveau des petites molaires supérieures gauches et cherche à extraire le prolongement fibreux, il

(1) Bull. de la Soc. anat., 1872, p. 450.

sent alors sous son doigt une tumeur mollasse qui s'engage dans la plaie et semble formée uniquement par des lobules adipeux ; il l'arrache facilement et constate qu'il a enlevé un lipome du volume d'une grosse noix. Au-dessus de cette tumeur graisseuse existe un prolongement du polype dans la fosse ptérygo-maxillaire, la tumeur est extirpée sans difficulté.

Notre obligeant ami Hartmann nous fournit encore l'observation suivante, où nous relevons la coïncidence d'un adénome du sein et d'un lipome du bras.

Mme X..., 50 ans, a toujours joui d'une bonne santé. Son père est mort d'une angine de poitrine. Un frère qu'elle a est variqueux et manifestement goutteux (accès franc, douleurs vagues, etc.). Elle-même présente, comme attribut de la diathèse arthritique, un état névropathique des plus prononcés, des hémorrhoïdes, et a eu, en 1870-1871, provoqué par les chagrins ressentis à cette époque, un eczéma des oreilles qui a duré quatre ou cinq mois. Des deux enfants qu'elle a eus, un, âgé de 24 ans, porte un varicocèle, des hémorrhoïdes depuis la plus tendre enfance, est sujet à des poussées de subictère et a présenté, à l'occasion d'une vaccination, un eczéma aigu de la région pectorale et de l'aisselle, hydroadénites, ainsi que d'une nouvelle apparition d'eczéma sur les bourses ; le second enfant, une fille âgée de 17 ans, a de la séborrhée sèche. Pas d'autres enfants, ni de fausse couche.

En 1875, cette dame constata à la partie externe du sein gauche l'existence d'une tumeur qui ne fut en rien modifiée par des applications de pommades résolutives. Aussi, un an après, se fit-elle opérer par le Dr Boureau, qui constata, à cette époque, un lipome de la partie externe et supérieure du bras droit, avec ses caractères habituels : tuméfaction étalée, fluctuante, lobulée, indolente. La tumeur enlevée fut examinée par M. de Sinéty au laboratoire du Collège de France. A la coupe, on constatait une exagération simple de la disposition élémentaire normale, avec légère augmentation de la disposition lobulaire, formation d'épithélioma et surtout amplification de l'élément fibreux interlobulaire. La tumeur fut considérée comme un adénome simple.

Actuellement, 15 novembre 1884, cette dame jouit d'une excellente santé et porte toujours au bras son petit lipome qui ne s'est nullement modifié.

La fréquence du myôme utérin l'a fait coïncider avec tous les autres néoplasmes ; aussi nous n'en parlerons que pour le rappeler, nous bornant à mentionner des cas de coexistence dans le même utérus de polypes fibreux et de polypes glandulaires. Cette combinaison n'est pas très rare, en voici trois observations.

M. Féréol (1) présente des polypes fibreux et muqueux qu'il a trouvés dans l'utérus d'une femme morte d'apoplexie. A la surtace péritonéale de cet utérus et sur les ovaires étaient appendues plusieurs tumeurs fibreuses sous-péritonéales simples et pédiculées. A sa surface cavitaire il y avait des polypes fibreux et muqueux.

Suivant M. Féréol ce serait la première fois que l'on aurait constaté les deux formes de polypes sur le même utérus.

Mais à côté de ce fait en voici un autre provenant d'un cadavre à l'Ecole pratique (2) :

Deux polypes fibreux du volume d'une noix insérés par un pédicule, l'un sur la face postérieure de l'organe et l'autre sur son bord supérieur. On trouve en outre

(1) Bull. de la Soc. anat., 1857, p. 117.
(2) Bull. de la Soc. anat., 1863, p. 344.

dans l'intérieur de cet utérus, à l'union du corps et du col, un polype folliculaire, aplati longitudinalement et offrant à sa surface des follicules très nombreux.

Enfin voici une série de présentations faites par M. Chantreuil (1), où cette cohabitation des deux ordres de polypes est mise en lumière ; cette série de faits est intitulée :

Coexistence de plusieurs polypes utérins de nature différente.

M. Chantreuil, interne des hôpitaux, met sous les yeux de la Société un certain nombre de pièces ayant trait à la présence simultanée, dans trois cas, de polypes muqueux et de corps fibreux observés à Lariboisière dans le service de M. Gallard.

Le premier cas se rapporte à une femme âgée de 49 ans, ayant eu 4 accouchements. Deux ans après le dernier, à l'âge de 36 ans, elle fut prise de métrorrhagie au moment des règles, puis l'hémorrhagie continua en dehors du temps des époques. Il y a huit mois, de nouvelles pertes parurent ; il s'ensuivit une anémie profonde, avec troubles divers, principalement du côté de l'estomac.

Ce toucher rectal permet de constater nettement la présence de corps fibreux dans le plan postérieur de l'utérus.

Alors on se mit en devoir de pratiquer la dilatation par l'éponge préparée, et la malade fut placée dans un bain, mais à la sortie de ce bain, elle fut prise d'accidents

(1) Bull. de la Soc. anat., juillet 1867, p. 453.

péritonéaux ; à l'autopsie, on trouva un abcès du ligament large qui s'était ouvert dans le péritoine.

L'utérus volumineux est dilaté puisque sa cavité mesurait 12 centimètres de hauteur, contenant un polype muqueux et deux polypes fibreux. L'un de ces polypes empêchait de pénétrer dans l'utérus au delà de 5 centimètres, à partir du col.

M. Gallard incline à penser que les deux polypes fibreux résultent, chez cette femme, d'une transformation hématique.

Le second cas se rapporte à une femme âgée de 46 ans, ayant présenté des signes de phthisie. L'utérus renferme ici, en dehors des corps fibreux contenus dans la paroi antérieure des kystes folliculaires siégeant à l'entrée du col, un polype muqueux, placé à l'entrée du corps et enfin un polype fibreux paraissant constitué par un caillot retenu par des adhérences à la paroi utérine.

Le troisième cas appartient à une femme de 65 ans, chez laquelle on a constaté également la coexistence de corps fibreux, de polypes muqueux et de polypes fibreux.

De tout cela nous sera-t-il permis de conclure que la coexistence de plusieurs néoplasmes bénins est un fait fréquemment constaté et sur la réalité duquel il est difficile d'élever le moindre doute ? Et que de plus, fait sur lequel il nous faut insister, cette pluralité des néoplasmes bénins ne porte pas seulement sur des néoplasmes de même nature, mais qu'elle réunit côte à côte sur le même sujet des néoplasmes de texture différente ?

En envisageant cette existence simultanée des néoplasmes bénins dissemblables, évoluant sur le même terrain, et en considérant, d'autre part, que les différentes tumeurs sont souvent plus ou moins confondues les unes avec les autres, que le lipome peut devenir fibreux, le fibrome devenir lipomateux; que les parois du kyste sébacé peuvent s'épaissir et transformer ce kyste en fibrome, que le papillome s'accompagne presque toujours d'hypertrophie du derme et devient le fibrome papillaire et en étudiant toutes les combinaisons de ces différents néoplasmes, on est porté à les réunir dans une commune origine qui préside à leur développement ainsi qu'à leurs transformations.

CHAPITRE II

DE LA PLURALITÉ DES NÉOPLASMES MALINS.

Lorsqu'une tumeur maligne s'est implantée dans l'organisme, il est fréquent de la voir progresser sur place ou à distance et donner dans un délai variable une série de tumeurs filles construites sur le type de la première qui, évidemment, leur a donné naissance. C'est là un phénomène de généralisation qui n'est plus à décrire et que connaît tout médecin pour l'avoir lu et observé.

Aussi ces tumeurs multiples par généralisation ne sauraient nous arrêter ; que dire en effet de nouveau à ce sujet ? De quoi serviraient ici quelques observations nouvelles, si intéressantes qu'elles puissent être en elles-mêmes au point de vue doctrinal, le fait de la pluralité des néoplasmes malins de même nature est connu et enregistré et nous passons sans insister.

Il est également inutile de nous appesantir sur la marche de ces tumeurs qui, bien que ne se généralisant pas, récidivent sur place, plus tenaces après chaque ablation et finissant par décourager le chirurgien le plus hardi et le plus entreprenant. Que trouverions-nous en effet de nouveau à écrire et à dire à ce sujet ? N'est-ce pas un fait patent et malheureusement trop connu que le sarcome, l'épithéliome, le carcinome récidivent sur place et à distance. Aussi de cette multiplicité bien connue, et disons la seule connue, est née l'idée d'une diathèse, d'un vice de constitution, en vertu duquel s'implantaient sur l'organisme ces néoplasmes qui finissaient par le détruire et l'amener à la mort.

La gravité de ces tumeurs, leur évolution fatale, leur progression, leur récidive ou leur généralisation avaient imposé cette idée de la diathèse cancéreuse et la discussion à ce sujet serait aujourd'hui futile, c'est en effet chose jugée. L'organisme peut apporter en venant au monde une tare constitutionnelle telle qu'un jour ou l'autre cette tare, après être restée silencieuse pendant un temps très long, manifeste sa présence par l'apparition d'un néoplasme que rien ne peut alors déraciner.

Mais malgré la multiplicité de ces tumeurs, généralisées ou récidivées, ce n'est que la même diathèse qui a présidé à leur développement et cette pluralité apparente des tumeurs n'est en réalité qu'une production d'une seule et unique tumeur primitivement née sous l'influence de la diathèse. Aussi est-ce là une fausse richesse de tumeurs, c'est la menue monnaie de la tumeur première.

Mais dans d'autres cas, le processus n'est plus le même, les tumeurs malignes se sont montrées multiples dès leur naissance ou se sont succédé avec des formes différentes. Les faits sont rares, il faut chercher beaucoup pour en trouver quelques-uns, mais l'enseignement que l'on en tire est d'un grand profit. Passons en revue les différentes variétés de tumeur.

Etudions d'abord la pluralité des carcinomes, et sous ce nom générique nous comprenons toutes les formes cliniques du cancer et toutes ses variétés histologiques.

Le carcinome est exceptionnellement multiple primitivement. Cette multiplicité est en effet tellement rare que cliniquement on peut et on doit dire qu'elle n'existe pas. Pour recueillir les quelques cas que nous allons citer, il nous a fallu parcourir un nombre considérable d'observations et le petit nombre où nous sommes arrivé loin d'infirmer la donnée clinique ne fait que l'appuyer et la confirmer davantage.

Voici quelques faits :

M. Luys présente en 1855 à la Société anatomique (1) les deux seins d'une femme morte à l'âge de 69 ans à la Salpêtrière. Ces deux organes étaient envahis l'un et l'autre par du cancer.

Sir Henry Trentham Butlin (2), dans son article Tumeur de l'Encyclopédie de chirurgie, rapporte un cas de carcinome primitivement double des deux mamelles et il s'exprime ainsi :

Dans le cas le plus défavorable que j'ai vu, la mort suivait quatre mois après le début apparent de l'affection mammaire ; les deux mamelles étaient prises et complètement transformées en masses d'une extrême dureté. Mais ni l'une ni l'autre n'avait acquis un volume plus considérable qu'avant le début de la maladie, bien que

(1) Bull. de la Soc. anat., 1855, p. 96.

(2) Encyclop. internat. de chir,, 18 5, p. 856 et 857.

toutes deux fussent adhérentes à la peau, les ganglions des deux aisselles étaient engorgés et durs.

Nous pouvons joindre à cette observation le résumé suivant que nous trouvons dans la thèse de notre excellent ami le Dr Gosselin (p. 35, Paris 1882. Études sur les rapports de la tuberculose et du cancer).

Jeanne Ody, 61 ans, marchande de vins ; cancer des deux seins. Père inconnu. Mère morte de cancer de l'utérus. Pas de traces de scrofule.

Autopsie. — Pleurésie cancéreuse non hémorrhagique. Poumons sains.

Nous pouvons en signaler un autre cas présenté à la Société anatomique en 1859 (1).

Dans la remarquable clinique de notre ami et excellent maître le Dr Prengrueber (2), le même fait se reproduit et les deux mamelles sont envahies.

Enfin nous pouvons ajouter deux observations, l'une de la Société anatomique (1855, p. 75) et l'autre du *Medical Times* (3).

D'ailleurs cet envahissement primitif des deux seins (4) peut être considéré comme le commencement

(1) Bull. de la Soc, anat., 1859, p. 177.

(2) Voir Clinique de l'Hôpital Saint-Louis. Sem. médic., sept. 1884.

(3) Double cancer of male breast. Med. Times, 1874, T. II, p. 119.

(4) Il est évident que nous n'avons pas en vue ici les cas où les deux mamelles ont été envahies consécutivement au tégument intermammaire. Dans ces cas, c'est, en effet, une seule et même tumeur à marche progressive.

d'une généralisation ; nous ne saurions réfuter complètement cette hypothèse, nous croyons cependant qu'il faut voir là une manifestation plus terrible de la diathèse cancéreuse et que, dans le cas où elle dénote son existence par l'apparition d'une double tumeur, il faut en tirer des déductions pronostiques d'une bien plus grande gravité et cela, à courte échéance.

Nous ne saurions d'ailleurs mieux faire que d'adopter cette opinion de Billroth qui s'exprime ainsi :

« Les deux seins peuvent être atteints en même temps, d'ordinaire ce fait amène une évolution rapide (1). »

A propos de l'affection qu'il décrit sous le nom de maladie kystique des mamelles, M. Reclus (2) donne comme caractère à cette singulière affection, la bilatéralité des lésions. Dans les exemples qu'il rapporte, les deux seins sont en effet envahis. Qu'on nous permette de résumer ici la première de ses observations, elle rentre par trop de côtés dans notre sujet pour que nous la laissions passer sous silence.

Une dame consulte M. Reclus, pour un néoplasme du sein gauche, dont Broca affirma alors la nature maligne. Ce néoplasme fut enlevé en 1878. Deux ans après ablation d'une nouvelle tumeur dans le même sein. Une année ne s'était pas encore écoulée que dans le sein droit apparaissait une tumeur semblable à la première, et que M. Verneuil pensa être de nature maligne. L'abla-

(1) Billroth. Pathol. chir., p, 635.

(2) Reclus. Clinique et critique chirurgicale. Paris, 1884, p. 344.

tion en fut largement pratiquée. La cicatrisation fut parfaite. L'examen des pièces a montré dans l'un et l'autre sein la même affection kystique.

Ajoutons que cette malade succomba à la fin de 1882, à des métrorrhagies abondantes dues à l'existence d'une tumeur fibreuse de l'utérus. Et pour ne pas quitter cette observation intéressante sans l'épuiser, disons que la grand'mère de la malade était morte d'un cancer de l'utérus, et que l'oncle avait succombé à un vaste cancroïde de la face.

Cette maladie kystique des mamelles est-elle une affection bénigne? La réponse de cette question ne peut pas encore être donnée, car si le pronostic a paru excellent jusqu'ici, il n'en est pas moins vrai que les modifications épithéliales reconnues par Malassez, font accepter cette bénignité avec une grande réserve, et tendent à faire ranger cette affection dans l'une des variétés des épithéliomas mammaires.

On sait que le sarcocèle cancéreux est toujours unique et que cette unité constitue même un signe clinique d'une haute valeur diagnostique. Aussi dans le récent article de l'Encyclopédie de chirurgie, l'auteur peut-il dire avec raison :

« Jamais les deux testicules ne sont pris de cancer en même temps (1). »

Cependant il nous a été permis de relever deux faits qu'à cause de leur rareté nous publions dans tous leurs détails. On remarquera toutefois que si à un certain

(1) Encycl. intern. chirurg., p. 858.

moment les deux tumeurs ont évolué côte à côte, l'un des testicules a été pris d'abord et l'autre quelque temps après. Denonvilliers et Demarquay (1).

M. Bidard (2) montre à la Société des pièces relatives à un cancer des deux testicules et donne les détails suivants :

Un jeune homme de 27 ans entra le 21 février à l'hôpital Saint-Louis pour être traité d'une double tumeur du scrotum. Le testicule droit augmentait peu à peu de volume depuis deux ans ; le gonflement du testicule gauche ne datait que de cinq mois ; le malade prétendait n'avoir jamais eu d'affection vénérienne et ne présentait pas de signe de scrofule. Les deux tumeurs étaient régulières, non bosselées, non fluctuantes, sans transparence, presque indolentes à la pression, survenues sans cause connue. Un traitement antisyphilitique n'amena aucun résultat avantageux. M. Denonvilliers fit, le 9 avril, une ponction exploratrice dans le testicule droit, beaucoup plus gros que l'autre; il en sortit une sorte de bouillie épaisse, rougeâtre, ce qui le décida à enlever immédiatement ce testicule, qui présentait les caractères les plus tranchés du tissu encéphaloïde. M. Verneuil constata sa nature cancéreuse au moyen du microscope.

La cicatrisation se fit régulièrement, et pendant sa durée la tumeur du côté gauche parut diminuer notablement de volume. Le malade affirmait toujours qu'il avait encore des érections et des éjaculations. Il put sortir de l'hôpital le 22 mai.

Le 9 juillet il rentre dans le même service ; le testicule restant a beaucoup grossi ; on constate dans le ventre une tumeur irrégulière très volumineuse. Il est survenu tous les signes d'une cachexie très avancée, les membres inférieurs sont infiltrés, il y a

(1) In Curling : Mal. du testicule. Trad. franç., p. 389 (Note du traducteur).

(2) Bull. de la Soc, anat., 1853, p. 345.

des troubles du côté du poumon et du cerveau ; la mort arriva le 13 juillet.

L'autopsie n'a pu être faite, il a seulement été possible d'enlever le testicule qui présente le même aspect que le premier, est parfaitement enkysté et également cancéreux au microscope.

Cancer bilatéral des testicules. Enorme masse encéphaloïde dans l'abdomen. Noyaux cancéreux dans le corps même de la glande. Observation recueillie par M. Delaunay, interne des hôpitaux (1). — Le nommé C..., âgé de 30 ans, n'a jamais eu et ne porte encore aujourd'hui aucune trace d'accident syphilitique, mais depuis quinze mois il s'est aperçu que le testicule gauche grossissait et devenait douloureux. Depuis cette époque, l'accroissement de volume a été constant et graduel. Aucun traitement n'a été fait.

Le 4 février, le malade, qui est robuste et d'une forte constitution, se plaint de douleurs dans les reins et sur le trajet du cordon. Au début, les testicules étaient douloureux comme si on les comprimait fortement ; aujourd'hui, cette sensation est abolie à gauche, mais elle existe à droite. L'énergie des fonctions génitales est considérablement diminuée.

On trouve à gauche une tumeur du volume d'une orange, oviforme, ne remontant pas jusqu'à l'anneau et permettant de sentir au-dessus d'elle le cordon qui est sain.

Cette tumeur, dure en arrière, est lisse, élastique en avant où le doigt peut, en refoulant une petite couche de liquide, arriver sur une masse solide qu'on explore plus facilement à sa partie interne. En cet endroit, elle est dure, légèrement inégale à sa surface, naturellement douloureuse au toucher. Nulle part on ne rencontre ni le testicule, ni la sensation qu'éveille la pression de cet organe.

A droite, le testicule est augmenté de volume, très dur, comme fibreux dans toute son étendue ; sa surface est lisse et ne présente

(1) Bull. de la Soc. anat., 1860, p. 273.

en aucun point la consistance normale de la glande. L'épididyme et le cordon sont sains, il n'y a pas d'épanchement dans la tunique vaginale.

Bientôt la certitude de ce diagnostic fut complètement établie. Les testicules, qui augmentaient toujours de volume, se bosselèrent à la surface, sans cependant adhérer à la peau, et on put sentir dans l'abdomen deux tumeurs inégales déjà volumineuses, situées du côté gauche, paraissant avoir pour siège les ganglions lombaires.

Depuis lors, les tumeurs abdominales se sont accrues avec une grande rapidité, et le 4 avril on trouve une tumeur unique, bosselée, très dure, qui, s'étendant en bas jusqu'au niveau de la ligne horizontale, passant par les épines iliaques antéro-supérieures, remonte en haut jusqu'à l'épigastre, qu'elle remplit, et s'enfonce sous les fausses côtes gauches, où on ne peut la suivre, et dépasse un peu à droite la ligne médiane.

Autopsie. — Vingt-quatre heures après la mort.

En ouvrant l'abdomen, on est frappé de la coloration ardoisée que présentent les intestins. L'épiploon est sain et il faut le relever pour mettre à nu l'énorme masse cancéreuse qui occupe la moitié gauche de l'abdomen, refoule l'estomac en haut et les intestins en bas à droite. Cette tumeur, revêtue par le péritoine pariétal, présente en avant et incomplètement enchâssée au milieu d'elle une anse d'intestin grêle.

Elle remonte en haut jusqu'au pancréas, au voisinage duquel elle adhère et qu'on enlève avec la tumeur ; elle s'étend jusqu'au rein, qu'elle entoure en partie, de manière à comprimer l'uretère qui traverse la tumeur. Le rein aminci présente un kyste formé par la dilatation des bassinets et entouré par la substance glandulaire aplatie.

La masse cancéreuse, qui offre le volume d'une tête d'adulte, passe en arrière de l'aorte, qu'elle soulève complètement, sans diminuer beaucoup son volume. A la coupe, cette tumeur présente tous les caractères du tissu encéphaloïde fortement vascularisé, ramolli, d'un rouge vineux et présentant par place des kystes sanguins et quelques petites masses de matières jaunâtres. Dans le foie, un seul petit noyau cancéreux. En haut et en bas, sur le trajet du cordon et au niveau de l'anneau inguinal interne, on trouve un ganglion cancéreux du volume d'une prune et qui n'avait pas été senti pendant la vie. Les deux cordons sont sains.

A droite, la tunique vaginale est saine, et sa cavité intacte ; la tumeur scrotale, dépouillée de ses enveloppes, a le volume d'un œuf ; elle présente à la coupe l'aspect d'un tissu encéphaloïde en voie de ramollissement et vascularisé ; sa moitié supérieure environ est formée par une masse de xanthose.

A la partie supérieure et séparée du reste de la tumeur par une cloison fibreuse, on trouve une partie formant comme un cimier de casque épaisse de près de deux centimètres, paraissant répondre à la tête de l'épididyme et formée par du tissu encéphaloïde, plus ferme et moins vasculaire. Enfin, tout à fait à la partie inférieure, appliquée et comme aplatie sur la tumeur, on voit une couche de substance glandulaire saine qui présente 0,01 environ d'épaisseur à sa partie moyenne, qu'on décolle facilement de la masse cancéreuse et qui remonte assez haut en arrière où elle atteint une plus grande épaisseur. On sent alors dans son épaisseur deux noyaux d'inégal volume, qui sont formés par de l'encéphaloïde et qui sont enveloppés de toute part par la substance glandulaire.

C'est là un point important et sur lequel on ne saurait trop fixer l'attention, puisqu'il prouve que le cancer peut avoir pour origine, non seulement l'épididyme ou le corps d'Highmore, mais aussi le corps même du testicule.

A gauche, la masse cancéreuse, beaucoup plus volumineuse, est grosse comme un petit œuf d'autruche, elle est entourée par des membranes d'enveloppe épaissies et par une tunique vaginale épaissie également, mais dont les deux feuillets sont partout adhérents (on sait que c'est de ce côté qu'a été faite l'injection iodée).

Les adhérences, cependant, sont assez molles pour qu'on puisse détacher facilement les deux feuillets. La tunique albuginée, saine dans toute son étendue, est perforée en quelques points par le cancer.

A la coupe, on trouve une masse encéphaloïde d'un rouge vineux, beaucoup plus vasculaire qu'à droite, parsemée de quelques masses phymatoïdes.

On trouve, en avant et en bas, une petite plaque très mince qui semblerait être formée par de la substance séminifère, mais c'est là un point qui n'est pas suffisamment éclairci. En arrière, on dissèque le canal déférent qui est sain, et on trouve le corps et la queue de l'épididyme amincis et fortement aplatis par la tumeur, mais à la partie supérieure, la tête de l'épididyme, devenue cancéreuse, se confond avec le reste de la masse morbide.

Au microscope, on a trouvé des tubes séminifères sains à droite, dans le tissu qu'on regardait comme formé par le testicule aplati. A gauche, rien de semblable n'a été observé.

A ces deux observations, nous pouvons ajouter la suivante (1), due à M. Parmentier.

Il s'agit d'un double testicule cancéreux.

Le premier testicule envahi a été aperçu il y a quatre ans.

Le testicule gauche, envahi plus tard, n'a été opéré que quelques jours avant la présentation de la pièce.

Dans l'étude que MM. Monod et Terrillon (2) font du lymphadénome du testicule, ces auteurs relèvent un fait d'une grande importance clinique : nous voulons parler de l'envahissement des deux testicules. « Il est bien remarquable, disent ces auteurs, que sur cinq des observations que nous avons réunies, quatre fois les deux

(1) Bull. de la Soc. anat., 1854, p. 322.

(2) Arch. gén. de méd. du lymphadénome du testicule, 1879, v. 2, p. 45.

testicules ont été atteints en même temps ou à un intervalle très rapproché. »

Cette bilatéralité de la lésion constitue même un des signes de premier ordre pour le diagnostic de cette lésion testiculaire. Et en effet, malgré les quelques exemples que nous venons de rapporter plus haut, la loi posée par Vidal (de Cassis), reste la même, et il faut encore considérer l'unilatéralité de la lésion comme une règle absolue dans le cancer du testicule. Dans le lymphadénome, au contraire, la bilatéralité semble être le fait commun et constitue alors un signe distinctif important entre le lymphadénome et les autres tumeurs malignes.

Nous pourrons également trouver des exemples de sarcome double ; ils ne sont même pas très rares. Mais leur situation dans des régions éloignées, leur développement successif, la présence fréquente de noyaux viscéraux, font rentrer tous ces cas dans la généralisation. Aussi, à cause du doute qui peut exister sur l'indépendance primitive de ces tumeurs vis-à-vis de la tumeur première, nous préférons ne pas donner un plus grand développement à ce chapitre, parce que nous ne saurions affirmer si oui ou non ce sont là des cas de généralisation commençante, si l'une des tumeurs a été le point de départ de l'autre, ou si elles sont réellement indépendantes dans leur évolution.

Il n'en est pas de même quand nous arrivons à l'épithélioma. Cette tumeur, essentiellement locale, différant du cancer par sa généralisation exceptionnelle, est presque toujours unique. Nous ne saurions, en effet, faire rentrer dans notre cadre la dégénérescence épithéliale secondaire dans les ganglions ou sur les trajets des lymphatiques. Cette année même, au n° 13 de la salle Michon, nous avons pu voir, sur un militaire envoyé de province à M. Verneuil, un épithélioma de la partie gauche de la lèvre supérieure coïncider avec une autre production épithéliale de la partie inférieure gauche du menton. La deuxième tumeur était évidemment consécutive à la première, ainsi que le dénotaient son origine plus récente et son trajet sur les lymphatiques qui partaient de la tumeur labiale pour gagner les ganglions sous-maxillaires, qui dans ce cas étaient envahis.

Mais nous ne parlerons que des cas où la néoplasie épithéliale s'est montrée multiple, sans qu'aucune continuité d'organe ait pu être soupçonnée comme cause de cette multiplicité.

Voici d'abord un cas de M. Després que nous reproduisons en entier.

Tumeurs cancéreuses multiples chez une femme opérée d'un épithélioma du clitoris, par M. Léger, interne des hôpitaux (1). — B. (Caroline), âgée de 63 ans, entre, le 2 août 1873, à l'hôpital Cochin, salle Saint-Jacques, n° 12, service de M. Després.

Elle présentait alors un épithélioma du clitoris développé depuis un an. L'ablation de la tumeur fut faite le 1er septembre. Un mois après, le développement des bourgeons charnus exubérants fit craindre une récidive, mais ils disparurent rapidement après des cautérisations au nitrate d'argent.

(1) Bull. de la Soc. anat., 1874, p. 373.

Il existait en même temps chez cette femme une tumeur du sein droit. Cette tumeur, dont le début remontait à 3 ans, offrait les caractères d'un adénome, pourtant elle était ulcérée en un point et avait par là donné lieu à des hémorrhagies assez abondantes, elle présentait, en outre, vers sa partie supérieure, une partie fluctuante, contenant certainement un liquide dont la coloration paraissait, par transparence, violacée. La malade mourut d'épuisement.

Autopsie. — Pas de lymphangite pelvienne ; les ganglions auxquels aboutissaient les lymphatiques des organes génitaux ne présentaient aucune altération. Utérus normal.

Les reins contiennent des noyaux cancéreux dont quelques-uns commencent à se ramollir. On trouve aussi des noyaux dans les poumons (la malade avait, pendant les derniers temps de sa vie, présenté une toux fréquente sans expectoration caractéristique).

Le poumon gauche présente, au sommet, des adhérences internes avec la plèvre pariétale.

Voici un deuxième cas pris dans le service de M. Dolbeau, et où, quatre ans après l'ablation d'un épithélioma de la paupière supérieure, on trouva un épithélioma du poumon droit.

Epithélioma tubulé pavimenteux du sommet du poumon droit, développé quatre ans après l'extirpation d'un cancroïde de la paupière supérieure(1).— F. (Jean), journalier, âgé de 39 ans, entra à l'hôpital Beaujon, service de M. Dolbeau, pour un cancroïde de la paupière inférieure droite. Il est opéré par M. Dolbeau, le 18 octobre 1868 ; la tumeur est extirpée, la perte de substance est comblée par un lambeau autoplastique pris sur la région temporale, le bord libre de la paupière inférieure est conservé à une hauteur de 3 millim. environ. La tumeur envahissait les couches

(1) Bull. de la Soc. anat., nov. 1872. Obs. VIII, p. 490.

superficielles de l'os malaire et il a fallu ruginer l'os pour la détacher. Le malade sort guéri le 20 janvier 1869.

En mars 1873, il rentre à l'hôpital Beaujon comme infirmier. A ce moment, la guérison s'est parfaitement maintenue, les cicatrices sont nettes, sans aucune récidive. Le lambeau autoplastique qui comble la perte de substance sous-palpébrale adhère à l'os malaire et tire sur la paupière inférieure ; il se produit ainsi un ectropion qui empêche le globe oculaire d'être complètement recouvert quand le malade ferme les yeux, l'épiphora est peu prononcé. Il n'y a aucune rougeur de la peau, aucune saillie, les cicatrices des régions temporales et malaires sont parfaitement nettes.

Dans le courant de l'été 1872, il accuse des troubles thoraciques il tousse, et en mai et en juillet a deux hémoptysies. On constate du souffle et des craquements au sommet du poumon droit. Il entra dans le service de M. Moutard-Martin, salle Saint-François, nº 1, le 30 août 1872, avec tous les signes d'une excavation au sommet droit, le diagnostic porté est phthisie pulmonaire. Il meurt le 5 novembre 1872.

Autopsie. — On ne peut toucher à la face qui, d'ailleurs, semble normale, sauf les cicatrices.

Poumon. Congestion pulmonaire des deux côtés ; au sommet du poumon droit est une vaste caverne pouvant loger le volume du poing. Les parois en sont tomenteuses, comme hérissées de villosités. Celles-ci reposent sur une masse énorme, d'aspect charnu, d'où, par le raclage, on extrait un suc grumeleux. Cette masse morbide passe du poumon à la plèvre, les englobant tous deux ; elle se prolonge à la racine du poumon embrassant la bronche droite, et par les gros vaisseaux de la région les ganglions sont infiltrés. Elle se continue jusque vers la colonne vertébrale, et pénètre dans le corps des vertèbres cervicales qui est érodé

Le tissu durci dans l'alcool est examiné au microscope : dans un stroma du tissu conjonctif à cellules plastiques nombreuses, anastomosées, parsemé de fibres élastiques, on trouve un très grand nombre de tubes terminés en cul-de-sac, les uns simples, les autres ramifiés et tapissés de cellules épithéliales pavimenteuses, losangiques, à noyau volumineux.

En résumé, épithélioma tubulé pavimenteux.

Foie cirrhotique.

Rien à noter dans les autres organes.

Dans ce cas, est-ce une généralisation? Nous ne le pensons guère. On sait combien elle est exceptionnelle dans le cancroïde des paupières. N'était-ce pas là une nouvelle manifestation de la diathèse qui avait donné naissance à la première tumeur?

On sait combien sont rares les épithéliomas qui envahissent la langue des deux côtés, et l'on peut dire que généralement l'épithélioma lingual débute latéralement.

Cependant, nous empruntons à la thèse de notre excellent collègue le Dr Ozenne le résumé de l'observation suivante :

Deux tumeurs cancéreuses de la langue. Ablation partielle de la langue. Récidive ganglionnaire. (Par le Dr Jonathan Stutchenson; *Med. Tim. and Gaz.*, 1875, p. 50.)

« Un parent mort de cancer. Pas de maladies antérieures, sauf à plusieurs reprises des ulcérations linguales de cause inconnue. Depuis quelque temps, plaques blanchâtres sur la face dorsale de la langue, et actuellement, entre ces plaques, deux petites tumeurs situées de chaque côté de la ligne médiane.

« Ablation de la moitié antérieure de la langue. Épithélioma confirmé par l'examen microscopique. Six mois après l'opération, récidive dans les ganglions du cou. »

En rappelant que l'intérêt de ce cas repose sur ce fait qu'il offre deux tumeurs distinctes de cancer épithélial, le Dr Stutchenson, vu les petites ulcérations linguales qu'avait présentées le malade, signale ce fait qu'il avait peut-être contracté autrefois la syphilis. Il ajoute encore que souvent il a vu le cancer apparaître à la suite de lésions syphilitiques.

La lecture attentive de l'observation nous fait bien voir que la tumeur était primitivement double, située de chaque côté de la ligne médiane, et que, dans ce cas, nous avons bien réellement affaire à deux néoplasmes similaires du même organe.

Mais, quoique nous ne pensions point que le fait précédent soit sujet à contestation, en voici un autre où le siège éloigné des néoplasmes rend toute confusion impossible.

Rétrécissement épithélial de l'œsophage. Epithélioma de la langue. Tubercules pulmonaires, par Ch. Leroux, interne des hôpitaux (1). — Malacourt (Joseph), employé, âgé de 58 ans, entre le 26 janvier 1877, service de M. Dumontpallier, à l'hôpital de la Pitié.

Lorsqu'on lui fait ouvrir la bouche, on remarque que la langue est affaissée derrière les arcades dentaires et c'est avec peine qu'il arrive à la placer entre ses dents. Le côté droit de la langue est atrophié, et si l'on en soulève la pointe, on découvre une ulcération grisâtre profonde, irrégulière, légèrement indurée à sa périphérie et à sa base, saignant au moindre contact. Cette ulcération

(1) Bull. de la Soc. anat., 1877, p. 130.

qui n'est autre qu'une ulcération épithéliale, a envahi la moitié droite de la face inférieure de la langue, la partie correspondante du plancher de la bouche, et se prolonge en arrière jusqu'à la base de la langue.

Sur la luette, on voit une saillie végétante irrégulière, papilliforme, du volume d'un gros pois et au niveau du bord alvéolaire inférieur du côté droit, en arrière de la grosse molaire, une ulcération analogue à celle de la langue, mais encore peu étendue. Les ganglions sous-maxillaires sont peu volumineux et peu douloureux à la pression.

Cette difficulté de la déglutition conduit à pratiquer le cathétérisme de l'œsophage. On introduit successivement des olives de diverses grosseurs, mais toujours on se sent arrêté en un même point que l'on rapporte au cardia.

Le 21 février, mort, sans phénomènes particulier.

Autopsie. — L'estomac ne présente ni dilatation ni rétraction notables. La muqueuse est plutôt pâle qu'injectée. Au niveau du cardia, extérieurement, on constate une masse molle, élastique, du volume d'un œuf, se déchirant facilement, assez adhérente aux parties voisines, aorte et surtout plèvre médiastine. Le cardia étant ouvert, on trouve un rétrécissement notable formé par une masse fongueuse, irrégulièrement bourgeonnante, grisâtre, pointillée blanc et rouge par place ; ces végétations se détachent facilement. Cette masse se termine en bas, au niveau du cardia, d'une manière assez régulière, festonnée, en quelque sorte, et remonte à trois travers de doigt le long de l'œsophage. Le rétrécissement admet facilement une sonde cannelée. Au-dessus du rétrécissement, l'œsophage est à peine dilaté. Les parois sont épaisses, hypertrophiées, la muqueuse est rouge, injectée, mais sans ulcérations ; on trouve, vers sa partie moyenne, une large ecchymose. Rien au pharynx.

Langue. — Sur la partie latérale droite, vaste ulcération qui, partant d'un centimètre de la pointe, se prolonge sur sa base jusque vers l'épiglotte dont elle reste éloignée d'un travers de doigt environ. Elle est fongueuse, irrégulière, anfractueuse, recouverte d'une sanie gris-noirâtre, ayant une odeur infecte, elle ne dépasse pas la ligne médiane de la langue.

Examen histologique fait par M. Hutinel. — *Cardia.* Sur une coupe transversale comprenant la limite de la lésion et une partie de la région ulcérée, on trouve les altérations caractéristiques de l'épithélioma lobulé. Au voisinage de l'ulcération le revêtement épithélial a pris une épaisseur considérable, les cellules sont larges et nettement dentelées, régulières ; plus loin il existe une accumulation de cellules embryonnaires disposées en îlots d'autant plus confluents qu'on se rapproche davantage de la partie ulcérée. Au niveau de l'ulcération, l'épithélium du revêtement a disparu, mais on trouve infiltré au milieu du tissu conjonctif des éléments épithéliaux très nets, dont quelques-uns semblent en voie de formation.

De plus on trouve, de distance en distance, des globes épithéliaux assez nombreux et tout à fait caractéristiques. Le néoplasme s'étend en profondeur jusque dans la couche musculaire.

Langue. — Epithélioma de même forme que dans l'œsophage. La lésion s'étend jusque dans les éléments musculaires profonds de la langue.

« *Réflexions.*—Bien que les rétrécissements épithéliaux de l'œsophage ne soient pas extrêmement rares, cette observation nous a paru intéressante en raison de la coïncidence de l'épithélioma du cardia avec un épithélioma de la langue; mais faut-il voir un rapport entre ces deux affections identiques, au point de vue de la lésion du cardia consécutivement à celle de la langue, cette dernière ayant provoqué l'autre ? Mieux vaut s'arrêter à une simple coïncidence. »

A côté de ce fait nous pouvons mettre en parallèle l'observation d'un malade actuellement encore en traitement dans nos salles et porteur de deux tumeurs épithéliales.

Ces deux néoplasmes épithéliaux portant, l'un sur les glandes sudoripares de la région temporale gauche, l'autre sur les glandes labiales inférieures, représentent bien une manifestation multiple de la diathèse épithéliale.

Voici l'examen histologique qu'a bien voulu me remettre le Dr Nepveu.

Les pièces extraites du n° 39 se rapportent à deux régions, la lèvre et la tempe.

A la lèvre, les coupes nous laissent voir de magnifiques glandules labiaux, mais ils sont fortement augmentés de volume, par la prolifération de leurs éléments, par l'agrandissement des cellules épithéliales mêmes. Au centre des culs-de-sac on aperçoit des cellules épithéliales plus volumineuses, beaucoup plus épaisses, presque d'aspect épidermique; plus au centre encore on trouve des globes épidermiques.

Autour des culs-de-sac qui ne sont pas encore partout éventrés par la néoplasie épithéliale, on remarque une très importante prolifération conjonctive, à cellules d'autant plus volumineuses qu'on se rapproche des culs-de-sac glandulaires. Nous avons affaire ici à un épithélioma glandulaire des glandules labiales.

A la tempe, les mêmes faits se reproduisent sur les glandes sudoripares; les gaines des poils et les follicules pileux, les glandes sébacées surtout sont presque entièrement indemnes, la couche épidermique présente en quelques points une irrégularité de forme, développée qu'elle est par la prolifération du tissu conjonctif sous-épithélial. Ce tissu conjonctif existe en dépôt continu autour des glandes sudoripares et de leurs conduits, les cellules épithéliales de ces glandes sont plus volumineuses et plus nombreuses qu'à l'état normal.

Nul doute qu'on n'ait affaire ici à une altération au début de la nature de celle qu'on observe dans les glandes labiales; elle s'y fait avec une grande lenteur d'évolution qui n'est absolument caractérisée que dans quelques points.

Mais cette manifestation multiple ne s'est jamais montrée aussi éclatante que dans l'observation que nous allons rapporter et que nous devons à l'obligeance de notre excellent maître M. le professeur Verneuil.

Adénome sudoripare (4 variétés) de la face et de la partie supérieure du front. Extirpation au thermocautère. Pansement antiseptique. Erysipèle léger du cuir chevelu. — Fillon (Marie), 53 ans, domestique, entre le 23 mars 78, salle Saint-Augustin, n° 26, pour se faire opérer des tumeurs qu'elle porte à la face.

C'est une femme assez vigoureuse, un peu pâle, qui dit avoir toujours joui d'une bonne santé. Nous trouvons cependant, dans ses antécédents, des douleurs articulaires fugaces; l'oignon du gros orteil et l'hypertrophie de la face postérieure du premier métatarsien nous révèlent la diathèse arthritique.

Cette malade porte réunies les quatre variétés de l'adénome sudoripare. Au menton, une large ulcération qui a perforé la lèvre inférieure, c'est la forme térébrante.

A la lèvre supérieure et à l'aile du nez, un groupe de pseudo-vésicules semblables à de l'herpès, dont les unes sont remplies de liquide et les autres d'épithélium, c'est la forme kystique, hypertrophique.

La paupière inférieure est envahie par une tumeur rougeâtre, lobulée, peu saillante; forme épithéliale hypertrophique.

Enfin, au niveau de la partie supérieure du front, masse indurée, du volume d'une amande, sous-cutanée, non adhérente aux parties profondes, c'est la variété sous-cutanée.

Le début de l'affection remonte à 15 ans. Les accidents ont débuté par la paupière inférieure, les autres tumeurs ont apparu ainsi. Lèvre supérieure, front, lèvre inférieure.

Pas d'engorgement ganglionnaire.

Le 3 avril, on extirpe largement ces tumeurs au thermocautère, on enlève toute la lèvre supérieure, on circonscrit largement celles du front et de la lèvre inférieure ; mais, pour celle de la paupière inférieure on emploie les ciseaux et le bistouri. L'opération ne présente aucun accident. On applique le pansement antiseptique ouvert phéniqué.

Deux heures après l'opération, la température atteint à 36,4. Elle était de 36,2 avant l'opération. Le soir elle atteint 39,2. Elle a donc parcouru une ascension de 3 degrés en six heures environ.

Le lendemain, l'état général est excellent, aucune conplication du côté de la plaie; la température de 38,7 le matin, ne s'élève que de deux dixièmes le soir; et le 5 elle continue sa défervescence, comme nous avons l'habitude de le voir au troisième jour.

Dans cette remarquable observation, la malade porte quatre variétés différentes d'épithélioma bien observées et bien étudiées par M. Verneuil, dont on connaît la compétence spéciale à ce sujet.

A côté de ce fait nous pouvons placer le suivant dû à l'obligeance de notre excellent ami le Dr G. Marchant.

Ce fait est relatif à un homme de 60 ans, atteint d'un

épithélioma ulcéré du côté gauche de la face, ayant envahi la paupière inférieure du même côté. Vaste ulcération ayant les dimensions de deux pièces de 5 francs réunies.

Sur le côté droit du cou et latéralement dans un point où existait depuis de longues années de la *crasse épidermique* (écailles noires), le malade a vu se développer une deuxième ulcération de nature cancroïdale, qui est apparue apparue après l'ulcération de la face.

Nous pouvons placer ici l'observation suivante (1) :

M. Parmentier présente plusieurs tumeurs épithéliales et vasculaires enkystées de la main, enlevées par M. le Dr Demarquay, et met sous les yeux de la Société, un dessein représentant la main de la malade avant l'opération.

Mme C..., âgée de 52 ans, porte à la main et au bras, du côté gauche, plusieurs tumeurs de couleur bleuâtre et d'apparence vasculaire. L'apparition de la première de ces tumeurs remonte à trente-deux ans environ. La malade l'attribue à une coupure qu'elle s'est faite en 1826. Personne dans sa famille n'a été atteint d'une affection semblable. Depuis son enfance, cette femme vend du poisson, et constamment elle se coupe ou se pique. Les tumeurs enlevées sont au nombre de six, comme on peut le voir sur la figure, trois reposaient sur la face dorsale de l'index, dans toute sa longueur; la quatrième soulevait le repli cutané, étendu du pouce à l'index, à sa partie moyenne; la cinquième était sur la face palmaire de l'annulaire, au-dessus de l'articulation métacarpo-phalangienne, et la sixième, beaucoup plus petite que les autres, sur le côté de la même articulation, mais à sa face dorsale.

(1) Bull. de la Soc. anat., 1858, p. 10.

Des trois tumeurs qui occupaient la face dorsale de l'index, la tumeur médiane s'est développée la première; celle qui se rapproche le plus de l'articulation métacarpo-phalangienne, quelques années plus tard, et enfin, il y a deux ans seulement a paru la troisième qui repose sur la petite phalange et sur son articulation avec la seconde. Le développement de ces tumeurs s'est fait d'une manière indolente et assez rapide. Il y a vingt ans environ que la quatrième tumeur, celle qui se trouve entre le pouce et l'index, et qui soulève la cicatrice de la coupure dont il a été question plus haut, a commencé à se montrer.

La cinquième, qui se trouvait à la face palmaire de l'annulaire, a paru peu de temps après la première. Quant à la sixième, très petite, la malade n'a pas remarqué l'époque de son apparition; il y a fort peu de temps qu'elle s'en est aperçue. En outre de ces six tumeurs de la main, il en existe encore deux à l'avant-bras, plus volumineuses, et deux au bras, très petites, sur le trajet du biceps.

C'est depuis sept à huit ans surtout que toutes ces tumeurs ont pris un accroissement remarquable; elles n'ont jamais été le siège de douleurs. Elles ne s'affaissaient pas par la compression; la chaleur et le froid n'amenaient aucun changement dans leur volume.

Si le développement de ces tumeurs n'avait pas apporté de la gêne dans les mouvements des doigts et les usages de la main, la malade n'aurait jamais songé à se faire opérer. Cédant aux conseils des médecins qu'elle a consultés, elle a réclamé l'opération, que M. Demarquay a pratiquée le 1er mars 1858.

La dissection des trois premières tumeurs, couchées sur la face dorsale de l'index, semblait au commencement devoir présenter de grandes difficultés à cause de l'adhérence et de l'amincissement apparent de la peau; mais bientôt il a été possible de les isoler sans trop de difficultés, surtout en arrivant sur le tendon de l'extenseur, qui en était séparé par une couche assez épaisse de tissu cellulaire. Pendant la dissection, plusieurs jets de sang rouge assez forts avaient fait croire à la division de vaisseaux d'assez gros calibre; mais cet écoulement de sang n'a, pour ainsi dire, été qu'instantané, et aucune ligature n'a été faite.

Les trois autres tumeurs ont été enlevées avec la plus grande facilité; elles étaient enkystées et résistantes.

A la coupe, ces tumeurs enlevées présentaient l'aspect du tissu érectile; la surface était aréolaire; des bandes de tissu fibreux, entre-croisées en tous sens et partant de la face interne d'une coque fibreuse, circonscrivent des espèces de cellules pleines de sang.

M. Ch. Robin, qui a examiné ces tumeurs au microscope, leur a trouvé la structure suivante: tumeurs épithéliales, avec globes épidémiques perlés très volumineux; trame fibreuse très vasculaire, entièrement infiltrée d'épanchements sanguins et de caillots fibrineux.

Nous devons à l'obligeance d'un de nos collègues de chez M. Delens, la relation du fait suivant:

Un homme de 65 ans, atteint sur la cicatrice d'une ancienne plaie du dos de la main, d'une tumeur ulcéreuse de nature épithéliale, subit l'amputation de l'avant-bras. Quelques mois plus tard, on constatait une nouvelle tumeur dans l'un des seins.

Nous empruntons à la thèse de Namin (1), la relation du cas suivant:

Wooq (Amélie), 66 ans, fourreuse, opérée il y a trois ans d'un épithélioma au sein, par le Dr Panas, à Lariboisière. Aujourd'hui il y a une nouvelle tumeur sur

(1) Namin. Thèse de Paris. Relation des néoplasmes avec l'arthritisme.

l'autre sein, avec noyau de la partie moyenne de la clavicule droite. Mais ici la présence de noyaux multiples nous fait croire que nous avons affaire à de la généralisation.

A côté de ces cas où la nature épithéliale a été reconnue, on peut placer le cas très intéressant du rétrécissement cancéreux double du rectum que nous trouvons dans la thèse de notre maître le Dr Marchand.

Enfin, pour terminer ce court chapitre sur la pluralité des néoplasmes malins, nous pouvons citer deux cas où la néoplasie épithéliale et le cancer véritable ont paru se combiner ; nous empruntons le premier fait au *Bulletin de la Société de chirurgie* et le second à la *Société anatomique*.

A l'occasion d'un malade présenté par M. Anger et porteur d'un squirrhe du sein avec noyau secondaire dans la clavicule, M. Panas (1) rapporte qu'il a observé en ce moment un squirrhe du sein chez un homme de 65 ans, auquel Velpeau avait enlevé un cancroïde de la lèvre quinze ans auparavant.

L'observation que nous trouvons dans les Bulletins de la Société anatomique porte le titre suivant : *Manifestations cancéreuses multiples, cachexie et mort*, par M. J.-B. de Landeta (2), interne des hôpitaux.

Homme de 64 ans, maigre, teinte subictérique, dans

(1) Bull. de la Soc. de chir., séance du 29 janvier 1878.

(2) Bull. de la Soc. anat., 1862, p. 505.

le service du Dr Barth, salle Sainte-Madeleine, n° 12, à l'Hôtel Dieu.

1er novembre 1862. Faiblesse, amaigrissement, inappétence. Tous les signes de la cachexie.

On remarque une cicatrice à la lèvre inférieure du malade.

Il avait, il y a huit ans, une tumeur de la grosseur d'une noisette, douloureuse, qui fut extirpée par Velpeau, à la Charité. Cette extirpation fut suivie de guérison.

La cachexie que le malade présentait à son entrée s'accuse de plus en plus, et le malade meurt le 24 décembre.

Autopsie. — Noyau cérébral, aspect carcinomateux.

Végétation cancéreuse de la vessie.

Prostate volumineuse, dure, bosselée, cancéreuse.

L'examen fait par M. Cornil :

Epithélioma de forme papillaire au cerveau.

Prostate : cellules fibroplastiques entassées les unes sur les autres, sans interposition de tissu cellulaire.

Ce deuxième fait nous paraît intéressant à plus d'un titre, d'abord à cause de la netteté et de la précision de l'observation et de l'examen histologique des néoplasmes et ensuite parce que ce fait à lui seul suffirait pour démontrer la possibilité des manifestations multiples de la diathèse cancéreuse, puisque huit ans après l'extirpation d'un cancroïde de la lèvre, le malade succombe à un épithélioma papillaire de la vessie avec tumeur fibroplastique de la prostate.

A côté de cette observation, nous pouvons placer la suivante (1) :

M. Hanot a vu, sur le même sujet, un *sarcome* utérin en même temps qu'un *cancer du foie*, les deux tumeurs étant construites sur un type tout à fait différent, ainsi que le microscope l'a nettement constaté.

Ici nous terminons ce chapitre, non sans faire remarquer encore une fois combien sont exceptionnelles les tumeurs malignes multiples et combien est minime la proportion de ces néoplasmes multiples, comparativement aux tumeurs primitives uniques.

C'est qu'en effet l'économie qui a pu supporter 100 à 200 lipomes, supporterait difficilement plusieurs cancers. Un seul noyau suffit pour l'abattre et miner l'organisme le plus solide. C'est que la durée de la survie est généralement très courte et ne laisse pas à une autre tumeur le temps de naître et d'évoluer.

D'ailleurs l'âge des tumeurs bénignes n'est pas le même que celui des tumeurs malignes. Celles-ci arrivent au déclin de l'existence, alors que l'organisation usée, à coup sûr affaiblie, descend l'échelle de la vie, et la diathèse qui a 20 ans nous donne un adénome bénin à 50, nous gratifie d'un carcinome malin.

Ainsi, d'une part, moindre résistance de l'organisme, d'autre part, effort plus grand de la diathèse néoplasique, telles sont les conditions qui expliquent la durée

(1) Bull. de la Soc. anat., 21 janv., 1884, p. 72.

plus courte et la forme plus redoutable de la néoplasie maligne.

La rareté des néoplasmes malins multiples nous fait voir que la diathèse a concentré tous ses efforts dans une seule manifestation, que cette manifestation unique porte en elle seule tous les effets de la diathèse et quelle en représente pour ainsi dire la plus haute expression.

Quelle différence n'y a-t-il pas, en effet, entre ces lipomes énormes dont la bénignité est extrême et ce petit noyau cancéreux, dont la puissance est si grande que l'organisme entier envahi, opprimé, ne peut plus subir de nouvelles atteintes et reste écrasé sous ce dernier, mais unique coup de la diathèse néoplasique.

CHAPITRE III.

DE LA PLURALITÉ DES NÉOPLASMES BÉNINS ET DES NÉOPLASMES MALINS SUR UN MÊME SUJET.

Jusqu'ici nous avons vu les néoplasmes bénins et malins se développer séparément, cantonnés sur des individus divers et paraissant évoluer sur des terrains différents et entièrement distincts.

Cette apparence est trompeuse, et la coexistence sur un même sujet de néoplasmes bénins et malins est un fait commun, avéré, et sur lequel il nous faut attirer l'attention ; nos exemples seront nombreux, mais leur recherche n'a pas été facile, il nous a fallu fouiller bien des observations, compulser bien des mémoires, et retourner bien des thèses ; ce n'est qu'incidemment que nous avons trouvé dans un coin, dans une phrase échappée comme par hasard à la plume de l'observateur, un mot, une ligne qui faisait rentrer le fait dans notre cadre. C'est qu'en effet, l'attention n'était pas attirée sur ce point, et il a suffi que nous y regardions de près dans notre service cette année pour recueillir sur un nombre relativement restreint de néoplasiques une certaine quantité de documents.

La pauvreté relative de nos faits est donc plutôt apparente que réelle et trouve son explication dans l'indifférence des observateurs.

D'ailleurs, les faits recueillis constituent un nombre assez imposant, pour nous permettre d'établir une base assez solide pour y asseoir des conclusions fondées.

Les tumeurs bénignes se combinent aux malignes de différentes façons, tantôt ces tumeurs coexistent, tantôt elles se succèdent.

§ 1er. *Coexistence de tumeurs bénignes et malignes sur un même sujet.*

Toutes les variétés de tumeurs bénignes nous ont paru pouvoir se combiner avec les tumeurs malignes et dans une proportion qui n'est autre que celle des tumeurs bénignes elles-mêmes. La fréquence des myômes utérins les classe en tête de la série, ensuite les kystes sébacés, enfin les lipomes et en dernier lieu les adénomes et fibromes.

Tout d'abord, les faits de beaucoup les plus nombreux sont fournis par la coexistence de corps fibreux de l'utérus avec tout autre néoplasme malin. La raison de cette fréquence est toute simple, il faut la chercher dans la fréquence même des corps fibreux. Le myôme utérin existant chez un grand nombre de femmes (1), il n'y a rien que de prévu dans la constatation fréquente des corps fibreux et d'une autre tumeur.

(1) Bayle évalue à 1/5 le nombre des femmes atteintes de fibrome utérin. Klob estime qu'il y a 40 0/0 d'utérus fibromateux après la cinquantième année. Portal trouvait en 1770 que sur 20 matrices 7 étaient affectées de polype. Pour West, il n'y a qu'une femme sur 10. Lendel a trouvé 10 cas sur 77 utérus. Foucher (Soc. anat,, 1851, p. 29) a trouvé 13/38.

Souvent, quoi qu'en ait dit Cruveilhier, le corps fibreux coïncide avec le cancer de l'utérus.

Depuis quelques mois que notre attention a été éveillée sur ce sujet, nous avons pu en recueillir deux exemples dont voici le résumé :

La nommée Dauge (Clémence), âgée de 50 ans, journalière, venant de province, entre, le 7 juin 1884, au lit nº 4 de la salle Lisfranc.

Elle se plaint de pertes, d'écoulement rougeâtre et de douleurs lombaires. L'examen au spéculum montre un col gros, régulièrement induré, l'utérus est volumineux, l'écoulement, formé de sang à peu près pur, ne présente aucune odeur. Les métrorrhagies continuant, on prescrit de l'ergot, de la digitale.

Quinze jours après, sans cause connue, sans examen préalable ni au doigt, ni avec le spéculum, la malade est prise d'accidents péritonéaux terribles qui la font succomber en 48 heures.

A l'autopsie, on trouve une péritonite généralisée et l'utérus, du volume du poing, dur, blanchâtre et criant à la coupe, est parfaitement isolable des parties voisines. Dans sa cavité existe un polype fibreux, légèrement ecchymotique, implanté sur le fond baignant dans un liquide sanieux. La cavité du col est ramollie, ulcérée et couverte de végétations blanchâtres fibriables que le microscope a révélé être de nature épithéliale.

Outre l'intérêt particulier de ce cas pour notre sujet, nous tenons à relever ce fait de mort par péritonite suraiguë chez une femme portant à la fois un fibrome et un cancer ulcéré. Dans ces cas, nous avons rencontré plusieurs exemples de cette terminaison rapidement mortelle.

Au numéro 4 de la même salle Lisfranc se trouvait encore une malade de bonne constitution, d'apparence extérieure robuste, qui était entrée dans le service pour des métrorrhagies abondantes.

L'examen de l'abdomen permit à la simple palpation de reconnaître un corps fibreux du volume du poing, proéminant dans le petit bassin.

L'examen au spéculum montra, qu'en outre, le col de l'utérus était ulcéré, fongueux, saignant facilement, le pourtour de ces ulcérations était induré. M. Verneuil diagnostiqua un épithélioma du col.

Mais à côté de ces deux faits personnels nous en trouvons d'autres dans les Bulletins des différentes Sociétés, en voici quelques-uns que nous ne faisons que citer :

Le premier est dû à M. Perret, interne de M. Robert (1) :

Femme de 52 ans. Menstruation régulière, à l'âge de 50 ans, métrorrhagies, col entr'ouvert, écoulement fétide. On diagnostique un corps fibreux. Ergot. Sphacèle du membre inférieur droit.

Autopsie. — Utérus de forme bosselée, présentant à son bord gauche deux tumeurs du volume d'une noisette, formées de tissu fibreux. Le col est sain, ainsi que les ovaires. En ouvrant la cavité utérine, on trouve une tumeur polypeuse fibreuse en voie de suppuration, implantée sur le fond de la matrice, dont la cavité est ulcérée et remplie de pus jaunâtre et consistant.

Les tumeurs de l'utérus, examinées par M. Broca, sont de nature fibreuse, mais les parois de l'organe sont envahies par des masses épithéliales.

Nous prenons le troisième fait à Mme Boivin.

(1) Bull. de la Soc. anat., 1855, p. 14.

Mme M..., 30 ans, de très bonne santé jusqu'à l'âge de 27 ans; après trois couches heureuses, elle fut sujette aux flueurs blanches et à des métrorrhagies violentes qui ne cédèrent point aux soins les plus éclairés.

Pâleur extrême. Infiltration énorme des membres abdominaux. On reconnut la présence d'un gros polype pédiculé dont on fit la ligature. La tumeur présentait à son centre un noyau dur et difficile à entamer.

Cette femme fut prise de quelques symptômes d'adynamie; l'état d'épuisement dans lequel elle était tombée à la suite de ses pertes rendit sa convalescence lente et difficile. Néanmoins, à force de toniques, elle finit par guérir complètement.

Six ans plus tard, la malade succomba à un cancer de l'utérus (Boivin et Dugès, t. I, p. 371).

Les Bulletins de la Société anatomique (1) nous fournissent l'observation qui suit :

M. Casaubon, interne des hôpitaux, présente à la Société l'utérus d'une femme âgée de 50 ans, morte à la Maison de santé, dans le service de M. Demarquay. Cette malade urinait depuis quelque temps avec de grandes souffrances et très difficilement, et la sonde ne pouvait pénétrer dans la vessie à cause d'un obstacle siégeant au col. De plus, elle était atteinte de constipations opiniâtres et les membres inférieurs étaient devenus le siège d'un œdème considérable. Elle avait présenté tous les signes indiquant un cancer utérin et même des vomissements incoercibles de matières alimentaires et de matières noires ou verdâtres; elle mourut le 12 mars, d'une complication des poumons.

A l'autopsie, on trouva, du côté de l'utérus, un cancer ulcéré du col, ayant envahi d'une part les deux tiers supérieurs du vagin et comprenant, d'autre part, le col vésical, le rectum et les veines

(1) Bull. de la Soc. anat., 1867, p. 213.

iliaques. La cavité du corps était parfaitement libre, à part la présence d'un petit polype muqueux rougeâtre, bien qu'elle fut déformée par l'existence dans les parois même du corps de l'utérus, augmenté de volume, d'une tumeur fibreuse, grosse environ comme un œuf de dinde. Cette tumeur, composée extérieurement d'une légère coque ostéo-calcaire qui la séparait nettement des fibres utérines voisines, était formée, dans presque toute son épaisseur, par une trame dense d'un jaune un peu rougeâtre, constituée uniquement de fibres musculaires lisses et de tissu conjonctif. Plus profondément et au voisinage du col, ce même tissu, d'apparence plus pâle, mais très dense, ne donnant pas à la pression de suc cancéreux, formait comme la troisième couche, ou mieux le noyau de cette tumeur fibreuse.

En plus de ces cas, qui ne sont pas aussi rares que le voulait Cruveilhier, en voici quelques autres que nous avons trouvés dans les Bulletins de la Société anatomique et dont nous donnons l'énumération.

Broussin. Cancer ulcéré du col et corps fibreux de l'utérus. (*Bull. Soc. anat.* 1880. 271.)

Tissier et Œttinger. (*Bulletin de le Soc. anat.* 1881, p. 227.)

Hubert. (*Bulletin de la Soc. anat.*, octobre 1873, p. 689.)

L'examen microscopique fait par M. le Dr Hayem.

Un fait de corps fibreux et épithélioma de l'utérus, avec lipome de la paroi abdominale, nous est communiqué par notre excellent ami le Dr Marey, et a été observé dans le service du Dr Rigal.

Chiari (cité par West, p. 277) donne deux exemples semblables.

D'après Courty (Traité des maladies des femmes, édit. 1872, p. 933) le Dr Puech a rencontré dans une autopsie un cancer du col et un fibroïde du volume du poing.

Guyon (Thèse d'agrégation, déjà citée) affirme que les cas ou cancer de l'utérus et tumeurs fibreuses coïncident ne sont pas rares, mais il croit qu'il n'y a qu'un rapport fortuit.

Nélaton et Nonat rapportent quelques faits concordant avec les précédents.

Enfin, pour terminer, nous pouvons citer l'observation que nous communique notre collègue Tissier.

B... (Marie), 54 ans, blanchisseuse. Entrée, 24 janvier 1881, salle Chassaignac, à Laennec, service de M. Nicaise.

A. héréditaires : mère morte d'affection du pylore.

A. personnels : jamais de maladies.

Il y a quinze ans, début de tumeur dans le ventre, qui atteint le volume actuel. Réglée à 12 ans.

Ménorrhagies tous les mois.

Depuis sept mois, les douleurs ont cessé avec les règles ; perte d'eau rougeâtre fétide. Entrée à l'hôpital Tenon en 1880 ; eut à cet hôpital une phlegmatia alba dolens à la jambe et à la cuisse droites.

Etat actuel. — Très maigre, teint caractéristique. Tumeur volumineuse occupant la région sous-ombilicale et semblant une dépendance de l'utérus. Œdème blanc considérable de tout le membre inférieur droit.

Diagnostic de M. Nicaise : tumeur fibreuse utérine ayant occasionné les ménorrhagies et de date ancienne ; cancer du col utérin s'étant surajouté à cette tumeur depuis sept à huit mois.

Cachexie progressive, puis vers le 10 mars, douleur du ventre plus vive qu'auparavant, puis vomissements, météorisme et mort le 13 mars.

Autopsie. — Lésions de péritonite généralisée.

Tumeur de la grosseur d'une tête d'adulte de couleur blanchâtre et rendue violacée par une grande abondance de vaisseaux. Elle est manifestement indépendante de l'utérus.

A la partie supérieure du vagin, bourgeons cancéreux blanchâtres, qui, partant de ce point de départ, vont envahir la ceinture osseuse du bassin. Ces bourgeons se dirigent à droite et passent le long des vaisseaux jusqu'à la partie supérieure de la cuisse, envoient également une ramification qui pénètre dans les masses musculaires de la cuisse par le trou obturateur.

A gauche rien de semblable.

En sectionnant l'utérus, on remarque la continuité de la tumeur abdominale avec le tissu utérin. On voit aussi que le cancer de la partie supérieure du vagin a envahi le col, mais respecté le corps de l'utérus, il y a donc indépendance entre les deux tumeurs.

Les organes voisins sont déviés et congestionnés (vessie, uretères, reins), rien à noter du reste ni dans les autres viscères.

Tous ces faits, assez nombreux, prouvent, une fois de plus, qu'on a quelquefois tort de vivre avec l'idée reçue et que toutes les opinions sont sujettes au contrôle.

Mais le myôme ne coïncide pas seulement avec un autre néoplasme de l'appareil génital, on le voit, et cela très fréquemment, exister avec un néoplasme mammaire. Les exemples en sont nombreux. Nous allons en résumer un certain nombre.

Le premier appartient à M. le Dr Siredey, nous le transcrirons en entier :

Mme E. B... (d'Abbeville), 50 ans, constitution forte et robuste. Taille élevée. Père goutteux.

Jamais de grossesse, métrorrhagies habituelles et de plus en plus abondantes depuis trois ans.

Se présente à ma consultation, en 1880, pour les pertes de sang qui sont devenues presque habituelles, et qui sont remplacées, pendant les courts intervalles où elles font défaut, par des pertes séro-muqueuses et empesant le linge.

Le teint est pâle, jaunâtre, la peau et les muqueuses sont décolorées, palpitations nerveuses sous l'influence du moindre mouvement. Bref, Mme B... est dans un état d'anémie extrême qui doit être attribuée à des hémorrhagies incessantes causées par un énorme fibrome utérin débordant le pubis et s'avançant jusque dans la fosse iliaque gauche.

Nous conseillons une cure à Salins (Jura). Les pertes s'arrêtent, l'appétit renaît, les forces reviennent, et quand nous revoyons la malade, quelques mois après, nous constatons que les couleurs sont revenues, que l'anémie n'existe pour ainsi dire plus. Enfin, le corps fibreux, bien moins volumineux, ne fait plus saillie au-dessus du pubis et ne peut qu'être constaté par le toucher vaginal seul, et non par la palpation abdominale.

A partir de ce moment, la santé générale se raffermit, devient excellente, les règles s'éloignent de plus en plus, et finissent par disparaître dans le courant de l'année 1883.

Mais au mois de juin de cette même année, Mme B... vient à Paris me demander encore un avis.

Ce n'était plus pour des pertes de sang, mais pour une affection du sein droit qui était devenu induré et très douloureux. Il a été facile de reconnaître un cancer. M. le professeur Duplay, appelé plusieurs fois à voir la malade, partagea mon avis; mais à cause de l'engorgement des ganglions axillaires et de l'apparition, en différentes parties de la peau, de petites tumeurs dures, saillantes, présentant pour la plupart une coloration rouge ou violacée, il refusa de pratiquer l'ablation du sein. Cette détermination fut bientôt justifiée par les événements. Insensiblement le sein s'atrophia en même temps que des tumeurs multiples envahirent l'aisselle, le bord inférieur du grand pectoral, les régions sus et sous-claviculaires et la peau non seulement du sein mais des régions antéro-latérales droites de la poitrine.

Au mois de février 1884, on me dit que la malade toussait et qu'elle était oppressée. On attribuait à une bronchite contractée par un refroidissement cette maladie qui fit en quelques semaines des progrès tellement rapides que la respiration était devenue extrêmement pénible. Dans un paroxysme de dyspnée, on me fit appeler, je me suis présenté aussitôt, mais la malade avait succombé avant mon arrivée.

La deuxième nous a été communiquée par M. Verneuil.

Mme M..., 44 ans, petite, replète, belle constitution, excellente santé. Plusieurs manifestations arthritiques légères.

Opérée par moi en 1881 d'un petit polype du col de l'utérus, porte aujourd'hui au sein gauche une tumeur du volume d'une pomme d'api et qui a tous les caractères d'un épithélioma mammaire.

En voici une autre que nous devons à l'obligeance bien connue de notre ami le Dr Tissier (résumé).

Mme R..., âgée de 46 ans, russe d'origine, entre le 1er mai, à la salle Sainte-Claire, lit no 17 (service de M. Siredey, à l'hôpital de Lariboisière).

Sa mère est morte d'un cancer de la face ; deux de ses sœurs ont succombé à une affection cardiaque et une troisième à une maladie cancéreuse de la matrice, à 28 ans.

Réglée à 11 ans. Sans enfants ni fausses couches, elle aurait eu des douleurs rhumatismales au pied et à l'épaule et aurait été tourmentée par une dyspepsie de longue durée, accompagnée de vomissements incessants.

Il y a quatre ans, elle s'aperçut que son sein droit était un peu plus gros et un peu plus dur, en même temps il devenait très douloureux. Au mois de décembre 1883, le mamelon laisse suinter un liquide citrin, puis sanguinolent.

En même temps surviennent des hémorrhagies abondantes avec leucorrhée abondante dans l'intervalle. A l'entrée à l'hôpital, le toucher montre une masse sphéroïde, dure, de consistance égale, de surface lisse, faisant hernie hors du col qui l'embrasse comme une bague serrée autour du pédicule. Rien dans les culs-de-sac ni dans les fosses iliaques.

Au sein, le mamelon est rétracté, et on sent, à la partie supérieure et externe, la tumeur dure, irrégulière, adhérente à la peau, qui est ulcérée et présente autour de cette ulcération quelques petits bourgeons rougeâtres. On note quelques ganglions axillaires.

Au pied gauche, on constate la déviation produite par l'oignon des arthritiques.

Le cœur donne un léger souffle d'insuffisance mitrale.

Le 6 mai on pratiqua, avec le serre-nœuds, l'extirpation du polype. Aucune suite regrettable ne suivit après l'opération.

Le 12 mai la malade quitte le service.

Notre sympathique collègue, le Dr Œttinger auquel fut confié la tumeur, nous donna une note de l'examen qu'il en fit, d'où il résulte qu'il s'agissait d'un myôme, probablement de date ancienne, et très peu vasculaire.

Voici ensuite une observation du Dr Malherbe, de Nantes (1).

Cancer de la peau. — Femme de 51 ans, hôpital Saint-Louis, salle Henri IV.

Depuis 5 mois, les mamelles qui étaient de petit volume se sont

(1) Bull. de la Soc. anat., 1869, p. 191.

mises à enfler et à durcir, la mamelle droite principalement, la gauche n'a augmenté de volume que plus tard. Il y a un mois environ la peau est devenue violacée, quelques veines bleuâtres se sont dessinées sur les tumeurs formées par les seins.

Au moment de l'examen, on trouve les deux mamelles dures, violacées, adhérentes. La peau qui recouvre ces tumeurs mammaires et celle d'une partie considérable du tronc contient dans son épaisseur des nodosités dures, non sensibles à la pression, violacées dans les points où la maladie est plus avancée ; de coloration normale un peu plus loin du siège principal du cancer. Ces nodosités s'étendent en avant depuis la fourchette du sternum jusqu'à l'ombilic, sur les côtés la peau est malade aussi et les nodosités viennent se joindre entre les omoplates. Sur les mamelles, on voit des végétations ressemblant à des framboises, lorsqu'on enlève une croûte sanieuse qui les recouvre. Ces végétations saignent facilement.

Cachexie et mort.

Utérus. — Deux gros corps fibreux, du volume d'une pomme, tapissés à leur surface d'autres petits corps fibreux en voie de développement.

Nous empruntons à la thèse de Namin le cas d'une malade observée dans le service de M. Verneuil.

Il s'agit d'une femme de 48 ans, arthritique, présentant actuellement un corps fibreux de l'utérus et opérée autrefois d'un épithélioma du sein.

On peut ajouter que Chiari rapporte un cas de fibrome de la matrice avec cancer du sein et du poumon, que Bayle rapporte un cas de fibrome utérin et cancer du sein ; que Sauce (1) en cite deux exemples communiqués par M. Verneuil, un par M. Nepveu, un par M. Delens.

(1) Thèse de 1880.

A tous ces cas, nous pouvons joindre les suivants :

(Marcano. Bulletin de la Société anatomique du 9 avril 1875, p. 22.) Cysto-sarcome du sein et myôme utérin, accidents rhumatismaux.

(E. Monod. Bul. de la Soc. anat. 25 février 1876, p. 184.) Coexistence d'un cancer et d'un myôme utérin crétifié.

Loumeau (Soc. anat. et physiol. de Bordeaux, 14 février 1882, p. 110 des Bulletins) nous rapporte également un cas de cette coïncidence. Enfin, le Dr Cartaz, (Bull. de la Soc. anat., décembre 1873, p. 837) signale dans une observation la coexistence d'un cancer du sein et de noyaux secondaires dans les os avec une tumeur fibreuse utérine calcifiée.

Dans la thèse de Sauce, nous pouvons relever les faits suivants :

B. F..., 38 ans, modiste, entre à la Pitié en 1878, pour un cancer au sein. Elle est opérée le 4 mars, elle présente en même temps un fibrome utérin volumineux.

Th. H., 45 ans, marchande à la toilette, tumeur fibreuse de l'utérus du volume d'une tête d'enfant, probablement sous-péritonéale. Cancer au sein avec adénopathie axillaire opération le 4 mars 1874.

Mais la grande fréquence du myôme utérin, fait qu'on le retrouve associé à toutes les autres variétés de néoplasmes malins, et en particulier avec des néoplasmes situés dans l'appareil génital.

Notre ami et collègue Hartmann nous adresse une observation que nous reproduisons dans son entier, et où il s'agit d'un cancer de l'ovaire coexistant avec des tumeurs fibreuses de l'utérus.

Carcinomes ovariques généralisés. Tumeurs fibreuses de l'utérus. — Mme P., 45 ans, entre, le 9 juin 1883, dans le service de M. Terrier, à l'hôpital Bichat, salle Chassaignac, lit n° 25.

Depuis 1869, douleurs de ventre, selles difficiles. Il y a 3 mois, phlegmatia. En même temps, depuis quatre à cinq mois, altération de l'état général, douleurs fréquentes dans le bas-ventre.

A son entrée à l'hôpital on constate l'existence d'une petite quantité de liquide ascitique, au-dessous de laquelle on trouve des tumeurs multiples, dures, partant du petit bassin. L'utérus est abaissé, les culs-de-sac comblés par des masses résistantes indolentes.

Mort le 24 août.

Autopsie. — A la surface du péritoine pariétal du mésentère, de l'épiploon, on trouve de petits noyaux cancéreux. Sur l'épiploon quelques-uns sont kystiques.

Noyaux cancéreux dans la rate, le foie. Masse cancéreuse englobant l'aorte et la veine cave au devant des vertèbres qui sont saines. Le bassin est rempli par une masse adhérente à toute la partie postérieure de l'excavation. Cette masse apparaît, constituée par deux parties, accolées en arrière de l'utérus, mais faciles à séparer. A la partie antérieure et appliquées sur ces tumeurs, on voit les trompes. Ces tumeurs paraissent donc s'être développées aux dépens des ovaires dont on ne peut trouver les vestiges. Elles sont constituées par des masses d'un blanc grisâtre, de consistance variable et par un certain nombre de kystes dont quelques-uns atteignent le volume du poing et sont remplis d'un liquide assez analogue à celui des kystes ovariques.

L'utérus est hypertrophié, à sa surface on remarque des nodules rappelant en tous points ceux qui existent sur la surface du péritoine. Son augmentation de volume tient à la présence, dans son épaisseur, de tumeurs encapsulées, dures, offrant tous les caractères des corps fibreux; l'examen histologique de ces tumeurs, fait par notre collègue et ami Achard, a montré qu'il s'agissait bien là des fibromes utérins habituels.

Poumons, cœur, estomac, reins sains.

Voici encore quelques cas où l'ovaire est en cause :

M. Viguier soumet à l'examen de la Société une tumeur volumineuse de l'ovaire droit, recueillie sur une femme morte à l'âge de 60 ans.

« Les règles étaient devenues très irrégulières à l'âge de 36 ans, depuis 24 ans.

Le volume de l'abdomen avait augmenté beaucoup les deux derniers mois de la vie.

La malade a succombé à une dyspnée progressive. La tumeur pèse 20 k. 500.

L'utérus d'un volume ordinaire contient dans sa paroi un petit myôme.

D'après le présentateur, il s'agit d'un sarcome fasciculé ayant pour point de départ l'ovaire droit. »

Dans le *New-York medical Journal* du 7 juin 1883, Namin relate un exemple d'apparition simultanée chez une même malade de fibrome utérin et de tumeur solide de l'ovaire, sans doute maligne.

Lecoq, alors interne chez M. le Dr Ferrand, en présenta un exemple à la Société Anatomique (18 février 1881, p. 119 des Bull.).

Dans deux cas publiés par M. Verneuil dans la thèse de Sauce, on voit coïncider l'épithélioma de la vulve et un corps fibreux de l'utérus.

Enfin voici des observations de coïncidence de myôme utérin avec des tumeurs variables de siège et de structure :

Chiari, toujours d'après West, aurait vu six fois des fibromes de l'utérus coïncidant avec des cancers divers, sans spécifier plus précisément.

M. Verneuil (1), avec un fibrome de l'utérus, a vu chez l'une de ses malades un adénome sudoripare de la face.

Nous trouvons dans les Bull. de la Soc. Anat. (juillet 1877, p. 471) une observation dans laquelle M. R. Moutard-Martin communique l'histoire pathologique d'une malade présentant à la fois une élongation du col utérin, un cancer de l'estomac, des tubercules et de l'emphysème.

M. le Dr Déjerine signale un fait de fibrome utérin et de cancer du cerveau.

Dans les mêmes Bull. de Soc. Anat. (13 mai 1860, p. 357), M. Gallard présente un fait de fibrome utérin et de cancer du rachis.

M. Verneuil a donné ses soins avec MM. Fournier et Le Michel à une femme de 40 ans, très robuste, d'excellente santé. Fibrome utérin depuis longtemps traité par l'ergotine, tumeur fibro-plastique de la jambe. Ablation, guérison.

Les Bulletins de la Société anatomique (1872, p. 261) nous fournissent le fait suivant :

Tumeurs fibreuses multiples de l'utérus, accompagnées de dégénérescence du rectum, par M. Al. Renault, interne des hôpitaux.

(1) Semaine médicale, n° 40.

— La malade dont il s'agit, âgée de 55 ans, était entrée, dans le service de M. le professeur Axenfeld, à l'hôpital Beaujon, dans le courant d'avril 1872. Si l'on en croit son récit, ces tumeurs s'étaient accrues avec une rapidité surprenante. Voici, en effet, ce qu'elle a raconté :

Depuis deux ans elle éprouvait de temps en temps des douleurs dans le ventre. Mais ces douleurs étaient irrégulières, rarement violentes et elle y attachait peu d'importance. Il y a deux mois environ elle s'aperçut que son ventre augmentait de volume et bientôt une tumeur faisant saillie sur le côté droit de l'abdomen attira son attention. Dès le début de cette tumeur les douleurs abdominales avaient complètement disparu. Effrayée cependant par l'accroissement du mal et surtout par l'œdème concomitant des membres inférieurs, elle se décida à entrer à l'hôpital.

Le diagnostic resta en suspens. Trois opinions différentes furent émises, à savoir : un kyste de l'ovaire, un corps fibreux utérin, et enfin un cancer comprenant les intestins et l'épiploon.

La tumeur resta stationnaire pendant une dizaine de jours, puis la malade fut prise de petits frissons le soir. Six jours après la fièvre devint plus violente et fut accompagnée de douleurs abdominales très vives. Le lendemain, les douleurs étaient moindres, mais dans la journée, la malade ayant voulu se lever, succombe brusquement.

Autopsie. — On a trouvé la cavité péritonéale remplie d'un litre environ d'une sérosité trouble et floconneuse. La séreuse ne présentait aucune trace d'injection, l'utérus, les ligaments larges, le rectum, formaient une masse adhérente à la vessie et au paquet intestinal. La matrice, qui avait le volume d'une grosse orange, était complètement transformée en tissu fibreux. Il n'existait plus de cavité utérine proprement dite.

A droite de l'utérus, et dans la cavité abdominale, on trouvait une autre tumeur sphérique, de la grosseur d'une pomme, également fibreuse et tenant à l'organe par un pédicule fin. Rien de semblable n'existait à gauche.

En arrière, le rectum était extrêmement adhérent à l'utérus. On trouvait, à la partie supérieure de cet organe, une ampoule énorme tapissée par la muqueuse rectale, ramollie, ulcérée. Le ramollissement et les ulcérations se continuaient jusqu'à l'orifice anal et le rectum était fortement dilaté dans toute sa longueur.

Le point qui nous semble intéressant ici est l'existence simultanée de deux lésions : tumeurs fibreuses d'une part, de l'autre, altération de la muqueuse rectale, dont la nature n'a pu être nettement déterminée. On peut se demander, en effet, s'il s'agit d'une phlegmasie chronique de la muqueuse ou d'une dégénérescence carcinomateuse.

Enregistrons une observation due à M. le Dr Siredey et communiquée à son interne le Dr Tissier.

Il s'agit d'une malade qu'il soignait, en 1878, pour un fibrome utérus et qui, en 1880, meurt d'un cancer de l'estomac.

M. Campenon (1) présente le fait suivant recueilli dans le service de M. Tillaux :

Après des troubles antérieurs et de l'affaiblissement des membres inférieurs, une femme entre à l'hôpital le 19 novembre. Aspect cachectique, douleurs abdominales, irradiations crurales, tumeur à l'épigastre, vomissements noirs, mort.

Tumeur cancéreuse de la paroi postérieure de l'estomac et noyaux secondaires hépatiques.

Du côté de l'utérus, on voit dans l'épaisseur du tissu utérin une tumeur fibro-plastique.

MM. Cornil, médecin des hôpitaux, et Alb. Robin

(1) Bull. de la Soc. anat., 1868, p. 606.

présentent à la Société anatomique une observation dont voici le résumé (1) :

Plusieurs couches, la dernière il y a dix-sept ans. Après, pendant sept ou huit ans, tumeur grosse comme le poing, dure, presque indolente ; métrorrhagies. En 1870, Gosselin, à la Charité, diagnostique des corps fibreux. Métrorrhagies pendant quatre mois. Séjour de cinq mois à l'hôpital. La malade sort guérie des pertes.

En 1872, apparition d'une nouvelle tumeur à droite. Ventre très douloureux, garde le lit. Après quelques jours de souffrance, elle rend par le vagin un corps dur, de forme indéterminée, gros comme la moitié du poing. Elle meurt dans le courant de l'année 1873, de carcinome colloïde primitif du péritoine.

Nous prenons dans la thèse de notre collègue le Dr Bastard les documents qui suivent :

(Thèse Paris, 1832 ; Bastard. De la thrombose veineuse dans les tumeurs fibreuses de l'utérus, p. 58.) (Kurz. *Deustche Zeitschrift. für prakt Med.*, 1877.)

Mme X.... âgée de 51 ans, avait pendant longtemps des ménorrhagies avec vives douleurs au moment des règles. On constata la présence d'une vaste tumeur abdominale s'étendant jusqu'à l'angle dès côtes et remplissant le cul-de-sac postérieur du vagin. Le toucher permet de s'assurer que c'était un myôme utérin partiellement ramolli. Peu à peu, la malade tomba dans un

(1) Bull. de la Soc. anat., 1873, p. 617.

marasme profond; enfin, la mort survint, après des hémorrhagies profuses et des phénomènes dyspnéiques.

A l'autopsie, on trouva sur la plèvre pariétale et dans les poumons de petits noyaux constitués par un sarcome très riche en cellules. Tumeur de la même nature à la face inférieure du foie.

Quant à la tumeur abdominale, elle adhérait au cœur, à l'intestin grêle, au bassin, au rectum. On constata que la tumeur était un fibro-myôme en partie ramolli, ayant subi en quelques points la dégénérescence kystique. On y trouvait, en outre, des foyers apoplectiques et des petits noyaux sarcomateux ayant les mêmes caractères que ceux des poumons.

Nous pouvons rapporter ici un cas de corps fibreux de l'utérus coexistant avec un cancer primitif du foie. L'observation a été prise par Crivelli (1) à l'hôpital Tenon, dans le service du Dr Straus.

Pauline H..., 42 ans. A l'âge de 30 ans, ménorrhagies. Pendant sept ans, « toujours dans le sang ». A l'hôpital, énorme tumeur du foie. Dyspepsie; inappétence. Œdème des membres inférieurs. Mort.

Autopsie. — Cancer primitif du foie, du poids de 2 kil. 550. L'utérus est fortement dévié vers la droite; il est très volumineux, très dur, et bifide. La bifidité est surtout visible à sa face postérieure, où il est divisé en deux lobules. A la coupe, on voit que son tissu est remplacé par un corps fibreux d'où s'échappe du pus venant

(1) Bull. de la Soc. anat., 1881, p. 276.

de foyers purulents miliaires. Un examen très sérieusement fait n'y fait pas découvrir le moindre noyau carcinomateux.

Un exemple identique de cancer du foie avec coexistence de fibromes utérins nous est donné par M. Icery (1), qui a pris l'observation sur un malade de M. Audhoui.

M. le Dr Sevestre (2), alors chef de clinique de M. le professeur G. Sée, publie un cas de coïncidence de cancer du foie avec plusieurs corps fibreux volumineux de l'utérus.

L'observation est bien suivie, et la discussion exacte du diagnostic a été faite minutieusement. (Voir Bulletin.) Voici la relation de l'autopsie :

Cancer primitif du rein droit. Noyaux secondaires du foie. Corps fibreux volumineux et multiples de l'utérus.

Les réflexions dont le présentateur fait suivre sa présentation méritent d'être rapportées, et nous permettent de clore ici cette longue série d'exemples.

« Ce fait démontre, une fois de plus, la possibilité de la coïncidence du corps fibreux et du cancer, coïncidence niée autrefois, mais démontrée actuellement par un certain nombre de faits. »

Le *lipome* a été aussi fréquemment observé coïncidant avec des néoplasmes malins. En peu de temps, nous avons trouvé deux exemples dans le service de M. le professeur Verneuil.

(1) Bull. de la Soc. anat., 1853, p. 73.

(2) Bull. de la Soc. anat., 26 avril 1876.

Mme F..., 40 ans environ, entre à la salle Lisfranc, au n° 17, pour une tumeur du sein droit qui, par ses caractères cliniques, rappelle la forme atrophique du squirrhe. Dans la région dorsale, cette malade portait, depuis de nombreuses années, un lipome du volume d'une noix verte.

Dans la même salle et quelque temps auparavant, nous avons pu observer le fait suivant :

Mme F... (Antoinette), âgée de 57 ans, entre à l'hôpital, pour une tumeur de la région latérale gauche de la langue dont elle souffrait depuis quinze mois. Soumise infructueusement au traitement par l'iodure de potassium, la malade réclame une opération. Après la ligature préalable de la linguale, M. Verneuil extirpe au thermocautère la moitié malade de la langue.

Au pli de l'aine du côté droit, la malade portait un lipome des plus nets du volume d'une mandarine.

Cette malade est revenue depuis pour une récidive ganglionnaire sus-hyoïdienne qui nécessitera une nouvelle intervention.

Notre collègue, M. Bazy, vient de nous fournir deux cas bien intéressants et bien curieux, surtout si on les compare l'un à l'autre.

Dans le premier, il s'agit d'un homme de 55 ans, venu de Pithiviers à Paris, vers le milieu de l'année 1883, pour un épithélioma inopérable de la partie supérieure du rectum et qui avait les deux membres inférieurs couverts de lipomes.

Au mois de septembre de cette année, M. Bazy voyait à l'Hôtel-Dieu un malade venant de La Rochelle pour un volumineux épithelioma du rectum dont il souffrait depuis près de deux ans et qui présentait, lui aussi, un grand nombre de lipomes sur les membres inférieurs.

Dans les *Bul. de la Soc. anat.*, 1872, p. 465, nous trouvons l'observation suivante :

Carcinome ayant l'aspect macroscopique d'un sarcome mélanique, par M. Lemaistre, interne des hôpitaux. Examen microscopique, par M. J. Renault, interne des hôpitaux.

La femme J.... (Marguerite), âgée de 48 ans, marchande de chiffons, est entrée dans le service de M. le Dr Trélat, à la Charité, salle Sainte-Rose, lit n° 4, le 19 novembre 1872.

Cette femme a toujours eu une bonne santé; ses parents sont morts fort âgés et d'affections aiguës.

En 1867, il y a cinq ans, la malade s'aperçut, pour la première fois, d'une petite grosseur à la partie antérieure et interne de l'avant-bras droit. Elle était du volume d'une noisette et roulait sous le doigt.

Pendant deux ans, elle resta stationnaire, ou, du moins, prit fort peu de développement. Elle n'occasionnait ni gêne, ni douleur.

Pendant les années 1869 et 1870, la tumeur s'accrut d'une manière sensible et devint douloureuse pendant la durée des règles. C'est seulement en 1871 que les douleurs devinrent continuelles. A partir de cette époque, leur violence fut en rapport avec la croissance de la tumeur.

Pendant tout ce temps, l'état général de la malade resta satisfaisant.

A l'entrée de la malade, la tumeur occupe toute la partie interne de l'articulation du coude et empiète sur la face antérieure du bras et de l'avant-bras. Elle est sous-cutanée, et la peau, fortement tendue sur la tumeur, lui adhère en avant et en bas. A ce niveau, elle est rouge et injectée de varicosités capillaires.

Au toucher, la tumeur est inégale, bosselée, dure en certains points, demi-molle en d'autres ; on peut lui imprimer des mouvements de latéralité peu étendus. Un peu au-dessous de l'épitrochlée, elle semble adhérer aux parties profondes.

La malade présente, en outre, d'autres tumeurs qui ne paraissent pas être de même nature et qui occupent diverses régions ; elles sont toutes beaucoup plus petites. Nous allons les indiquer successivement.

A. Sur la face antérieure de l'avant-bras droit, on trouve une grosseur qui a tous les caractères du lipome. Son développement est antérieur à celui de la tumeur principale. Les autres se trouvent :

B. A la partie supérieure de la face postérieure de l'avant-bras gauche. Tumeur mobile de la grosseur d'une noisette.

C. Au-dessus de l'ombilic. Tumeur dure, mobile.

D. Au niveau du rebord des fausses côtes droites. Tumeur dure, lobulée, de la grosseur d'une amande.

E. Sur la partie latérale droite du thorax.

F. A la partie externe de l'arcade de Fallope gauche.

G. Au-dessus et au dehors du rein gauche.

H. Au tiers supérieur du sternum.

I. Sur la partie latérale droite du cou.

J. Un peu au-dessus de l'épine iliaque antérieure et supérieure gauche.

M. le professeur Trélat a opéré la principale tumeur. Au moyen de deux incisions, se regardant par leur concavité, il a circonscrit la peau adhérente à la tumeur et est arrivé sur les limites latérales de cette dernière. En bas, la tumeur se prolongeait dans l'espace compris entre le rond pronateur et le long supinateur. L'extirpation de ce prolongement a été très laborieuse.

M. Trélat, au moyen d'une petite incision, a enlevé aussi la petite tumeur qui se trouvait à la partie antérieure de l'avant-bras ; c'était un lipome.

Dans un de nos pavillons, à l'amphithéâtre des hôpitaux, nous avons trouvé sur une femme morte d'un épithélioma utérin, un lipome enkysté du sein droit.

Dernièrement encore, M. Verneuil nous rappelait que dans sa pratique privée, il donnait ses soins à une dame atteinte d'épithélioma mammaire qui portait deux lipomes susclaviculaires.

Plus haut, nous avons rapporté l'observation de notre excellent ami le Dr Marey, où la malade atteinte de corps fibreux utérins et de cancer présentait encore un lipome de la région dorsale.

M. Bernutz, dans sa thèse inaugurale (1), parle d'un malade mort de cancer du pylore et du duodénum avec cancers secondaires multiples du foie, de l'intestin et de l'épiploon et qui présentait une petite tumeur graisseuse sous-péritonéale, siège de plusieurs points cancéreux.

Dans la thèse de Descamps (2), nous trouvons le fait suivant, emprunté au Dr Moquier (3) :

Cette observation a été prise sur une femme entrée à l'hôpital Saint-Louis, dans le service de M. Nélaton, pour y être traitée d'un cancer de l'utérus. On trouva, en outre, sur cette femme, à la région iliaque gauche, au-dessous et un peu en dehors du rein, une tumeur recouverte en avant par le côlon descendant, en arrière, en rapport avec le carré des lombes et le muscle iliaque.

(1) Bernutz. Thèse de Paris. 1855, p. 56.

(2) Descamps. P. 37.

(3) Moquier. Bull. de la Soc. de Biol., 1850.

Cette tumeur est lisse, aplatie, deux à trois fois plus volumineuse que le rein, de consistance mollasse, présentant une sorte de fluctuation. La tumeur pèse 315 gr. La capsule fibreuse se continue sur la tumeur où elle s'amincit considérablement en devenant celluleuse; lorsqu'après avoir enlevé cette membrane fibreuse, on cherche la connexité réelle qui peut exister entre la tumeur et le tissu du rein, on voit qu'on peut isoler le tissu de la tumeur d'avec le rein jusqu'au point où se trouve une espèce de pédicule du volume du pouce, formé de tissu fibro-celluleux et de vaisseaux volumineux qui communiquent largement avec les vaisseaux du rein dont ils semblent provenir pour aller se ramifier dans le tissu de la tumeur, qui est parcourue par des vaisseaux nombreux et volumineux, surtout à la partie supérieure adhérente au rein. L'examen au microscope fait voir que la tumeur est constituée par des cellules adipeuses : c'est un véritable lipome.

Broca (1) rapporte le fameux cas publié par Dupuytren, où à la partie supérieure d'un lipome il existait un lobe cancéreux ; il est vrai d'ajouter que Broca qui affirmait que l'existence d'un lipome ne constitue pas une prédisposition au cancer, élève un léger doute sur la légitimité du diagnostic de Dupuytren.

Mais Virchow rappelle que souvent l'hyperplasie du tissu graisseux peut coïncider avec une affection grave du sein et il en cite deux exemples (2) :

(1) Traité des tumeurs. T. II, p. 278.
(2) Virchow. Tumeurs. T. I, p. 326.

Nous empruntons à la clinique de M. Verneuil les cas suivants :

Une dame de la ville que M. Verneuil opérait avec mes deux collègues, MM. Métaxas et Valude, pour une tumeur fibro-adéno-kystique de la mamelle, fit voir par hasard un lipome de la fesse.

Une autre dame atteinte de squirrhe du sein et que M. Verneuil soignait avec M. Reclus, présentait un lipome siégeant à la face palmaire de l'avant-bras.

Le 22 mars 1882, M. Verneuil recueillait la note suivante :

Femme 61 ans, robuste, bonne santé ordinaire, autrefois tourmentée par un rhumatisme et une sciatique, porte depuis quinze ans à la partie postérieure et interne du bras gauche, un lipome stationnaire. L'an dernier, constatation dans le sein droit d'une petite tumeur qui grossit peu à peu et présente aujourd'hui les caractères bien tranchés du squirrhe. Les ganglions de l'aisselle sont légèrement engorgés.

M. Verneuil a opéré avec l'aide du Dr Warmont une dame d'un volumineux cancer du sein. Pendant la cure les opérateurs découvrent un gros lipome de la fesse.

M. Verneuil a opéré jadis la femme d'un littérateur en renom pour une tumeur polykystique de la mamelle qui prit après deux ou trois ponctions une marche rapide d'une extrême malignité.

Il existait en même temps un kyste multiloculaire de l'ovaire qui était et resta stationnaire.

Cette coïncidence avait déjà été rencontrée par M. Verneuil chez une dame de Neuilly, à laquelle il faisait de temps à autre une ponction pour un kyste de l'ovaire. Ce kyste durait depuis plusieurs années, mais il avait été précédé par une tumeur du sein qui s'était longuement ulcérée et qui présentait le plus horrible aspect.

Quant au kyste sébacé, sa longue durée lui donne une association fréquente avec les autres néoplasmes.

Voici un fait bien intéressant que nous devons à notre excellent maître et ami le Dr G. Marchant, fait qui se rapporte à un malade porteur de 11 kystes sébacés et d'un épithélioma.

H..., 56 ans. Epithélioma de la langue et du plancher de la bouche datant de trois mois. Ce même malade porte depuis plus de 15 ans onze loupes disséminées sur le cuir chevelu. Ces loupes ont des dimensions variables ; mais la plus volumineuse est comparable à une grosse noix et la plus petite à une cerise.

Dans nos notes, nous retrouvons l'histoire d'une dame âgée, mère d'un étudiant en pharmacie qui vint l'année dernière dans le service de M. Gosselin, à l'hôpital de la Charité et qui, à côté d'un volumineux kyste sébacé du cuir chevelu, portait un énorme champignon épithélial, fongueux et saignant. Il est vrai de dire que cet épithélioma s'était développé sur un kyste sébacé préexistant.

Ainsi dans la thèse du Dr Bottey nous trouvons le fait suivant : (Études cliniques sur les tumeurs de la région temporale. Paris, 1882, p. 112). (Extrait.)

Fongus de la dure-mère par Klein. Journal Compl. des sciences médicales. T. XXXIV, p. 321.

« Femme de 56 ans, bien portante, alcoolique, eut à la suite d'un coup sur la tête, des céphalalgies continuelles. Quelque temps après, il survint à la région temporale droite une tumeur molle et pulsatile qui crut rapidement et qui causait une sensation désagréable dans la tête ; une ponction avec une lancette donna un jet de sang considérable.

« Au-dessus de la tumeur se trouvaient trois loupes qui existaient auparavant.

« Dans la région temporale droite, tumeur du volume d'un petit œuf, même jet de sang à l'incision. Double tumeur à coque lardacée. Altération des os. »

L'adenome et le cancer ont été vus quelquefois coexistant ensemble ; en voici quelques cas dont l'un est emprunté à Broca.

Nous avons en effet, dans le traité des tumeurs, l'observation d'un cancer encéphaloïde du tibia en même temps que d'un adénome polyglandulaire de l'amygdale. (Obs. recueillie par Max Mounier et Broca.) Pujol (thèse Montpellier) rapporte un cas d'adénome du sein et d'ostéosarcome du tibia.

Le myxome peut coïncider avec d'autres néoplasies nasales malignes.

Voici deux observations du service de M. Verneuil, alors suppléé par M. Kirmisson :

Une malade, revenue de province avec un épithélioma de la narine droite formant saillie au dehors, est opérée par M. Kirmisson qui pratique la résection temporaire du nez. On constate, pendant l'opération, un petit polype muqueux parfaitement caractérisé de la narine malade. On avait pu également noter la présence de quelques petits kystes sébacés dans la région du dos.

Le deuxième fait se rapporte à un volumineux sarcome des fosses nasales qui paraissait avoir été précédé depuis longtemps par des polypes muqueux.

Géraudel (Eugène), 42 ans, verrier. Ascendants indemnes de toute diathèse ou tumeur connue du malade.

Antécédents personnels. — A 18 ans, ictère attribué à la frayeur causée au malade par la projection d'éclats de verre à la racine du nez et l'hémorrhagie qui avait suivi. A 29 ans, nouvel ictère imputé cette fois à un excès de travail. Un mois plus tard, douleurs rhumatismales intéressant toutes les articulations au membre inférieur gauche et ayant nécessité du repos, sans toutefois atteindre une grande acuité, ni s'accompagner de fièvre. A 32 ans, épistaxis répétées durant deux mois sans cause apparente et accompagnées de troubles congestifs prémonitoires. Pas de fièvre palustre ou éruptive antérieurement.

Le début de la tumeur remonte à un an et fut précédé d'épistaxis intermittentes pendant deux mois. La répétition de ces épistaxis, le développement graduel et assez rapide dans ces derniers temps, la gêne de la respiration, décident le malade à demander l'intervention chirurgicale.

Le foie a sa matité normale. Celle de la rate s'étend verticalement sur une zone de dix centimètres.

Résection du maxillaire supérieur droit. Extirpation de la tumeur. On constate sur l'un des cornets un petit polype muqueux. Absence de complication. Cicatrisation. Le malade sort le 9 septembre.

Ce qui nous fait penser à l'existence antérieure des

polypes muqueux, c'est que depuis 10 ans, sans cause connue, le malade était sujet à des épistaxis.

Mais il peut aussi coexister avec d'autres néoplasmes à sièges différents.

Voici un fait que nous empruntons à la thèse de notre ami, le Dr Havage :

La nommée M. (Augustine), lingère, âgée de 54 ans, vient dans le service de M. le professeur Duplay.

S'est toujours bien portée, cinq grossesses, cinq enfants bien portants. Ménopause à 50 ans.

Depuis quatre mois, douleurs vagues dans les reins, faiblesse particulière dans le membre gauche. Des pertes blanches abondantes conduisent à pratiquer le toucher, on reconnaît l'existence d'un polype muqueux de l'utérus. Après l'ablation du polype, en examinant de nouveau la malade, M. Duplay remarqua un peu plus d'œdème du membre inférieur gauche, et à la suite il trouva une tuméfaction dure et étalée dans la fosse iliaque qu'il prit d'abord pour une hyperostose syphilitique.

Influence nulle du traitement, augmentation de la tumeur et des douleurs ; amaigrissement rapide. Mort en quelques mois.

M. le Dr Lemonnier nous remet également l'observation suivante, où l'on peut noter l'existence simultanée d'un cancer du foie et de polypes muqueux des fosses nasales.

(1) Havage. De l'ostéo-sarcome des membres, p. 107.

Madame X..., âgée de 51 ans. Troubles de la ménopause depuis février ; nombreux retards ; règles modifiées comme qualité (flueurs blanches, rosâtres), et comme quantité (abondance moindre).

Aucun antécédent indirect ou direct connu.

Présente un polype muqueux de la fosse nasale droite détruit par les caustiques il y a deux ans, et récidivé, existant encore actuellement.

Depuis dix-huit mois présente une teinte ictérique caractérisée.

Troubles dyspeptiques. Anorexie. Pas de vomissements.

Selles légèrement décolorées depuis un mois. Pas d'ascite. Hémorrhoïdes. Pas de varices. Craquements dans les articulations des genoux. Douleurs dans l'hypochondre droit, spontanées et peu exagérées par la palpation. Le foie dépasse d'un travers de doigt ; à la palpation et à la percussion, matité de 11 cent. de hauteur.

Quelques irrégularités marronnées à la palpation. Rien dans les urines. Léger amaigrissement. Rien à l'utérus et pas de grossesse antérieure.

Le kyste de l'ovaire simple a été vu coexistant avec un sarcome du péritoine ainsi qu'en fait foi l'observation de M. Crossy (7 avril 1876, p. 307, du *Bulletin de la Soc. anatom.*), et M. Bailly (1) l'a vu coïncider avec un cancer du rectum, ainsi qu'il résulte de plusieurs pièces qu'il présente à la Société anatomique :

1° Ovaires envahis par de nombreux kystes en voie de formation, depuis la grosseur d'une tête d'épingle jusqu'au volume d'une noisette ; ils sont au nombre de 100 pour chaque ovaire, le liquide qu'ils renferment est limpide, de couleur un peu ambrée, la paroi qui les en-

(1) Bull. de la Soc. anat., 1855, p. 15.

toure est tellement mince qu'ils sont tout à fait transparents ;

2° Un cancer du gros intestin développé à l'anneau du cæcum et du côlon ascendant, immédiatement au-dessus de la valvule iléo-cæcale. L'épaississement et l'induration des tuniques de l'intestin avaient produit un rétrécissement admettant à peine l'extrémité du petit doigt.

Les fibromes ont pu également évoluer côte à côte avec d'autres tumeurs malignes.

En voici plusieurs exemples :

L'un a été observé, par MM. Verneuil et Bruchet, sur une femme nettement arthritique, affectée de nodosités d'Héberden aux deux médius, et présentant, sous toute la région abdominale antérieure, une série de papillomes. Cette même malade était affectée d'épithélioma utérin.

La thèse du Dr Sauce nous donne également les deux faits suivants :

Julie P., cuisinière, cancroïde sudoripare du visage, ayant débuté, en 1869, sur la cicatrice d'une brûlure. Depuis 1869, cette femme porte au doigt annulaire une tumeur fibreuse née sans cause connue. (Sauce.)

Vieillard atteint simultanément de papillome du larynx et de cancroïde du prépuce. (Sauce.)

Nous empruntons à la clinique, publiée dans la *Semaine médicale* (1), la série des faits suivants montrant la coexistence des fibromes avec des tumeurs malignes.

(1) Semaine médicale, 24 juillet, 1884, p. 290.

Une femme atteinte d'un épithélioma de l'entrée du vagin présentait en même temps une petite tumeur fibreuse de la paroi antérieure du vagin.

Une autre femme affectée également d'un épithélioma de l'entrée du vagin portait un fibrome utérin et des polypes muqueux du col.

M. Verneuil nous donne communication du fait suivant de coexistence de tumeur poplitée avec des tumeurs molluscoïdes de la peau.

Chez un malade opéré d'une tumeur du creux poplité, la peau était parsemée de petites tumeurs molluscoïdes siégeant à la partie supérieure du corps, la tête exceptée.

Les fibromes cutanés ont été vus coïncider avec un cancer du sein par Rémy ainsi que le prouve l'observation qu'il a publiée dans les Bull. de Soc. anat.

Cancer du sein ; fibromes multiples de la peau, par Ch. Remy, interne (1). — Bertrand (Françoise), 42 ans, entre au mois d'octobre 1875 à l'hôpital des Cliniques, service de M. le professeur Broca, pour y subir l'extirpation d'un sein cancéreux.

Le sein droit est dégénéré dans toute son étendue ; il représente une tumeur multilobée, du volume de deux poings, de consistance mollasse, sur laquelle se voient trois ulcérations par où font saillie des bourgeons cancéreux. Le mamelon est rétracté. De gros ganglions existent dans l'aisselle droite. La malade présente la maigreur et la teinte cachectique jaune-paille des cancéreux.

Mais c'est à un autre point de vue que cette malade nous intéresse ; elle a une multitude de petites tumeurs disséminées à la surface de la peau. Ces tumeurs donnent la sensation de noyaux

(1) Bull. de la Soc. anat., 1875, p. 786.

mollasses et sans élasticité, enkystés dans l'épaisseur de la peau qui ne leur adhère pas et glisse sur elle.

Sphériques, pour la plupart, ces tumeurs varient depuis un volume à peine appréciable à l'œil nu jusqu'au volume d'une noisette.

Les plus petites font à peine saillir la peau. Plus volumineuses, elles forment des saillies demi-sphériques. Quelques-unes sont pédiculisées et suspendues dans une sorte de scrotum cutané résultant des tractions exercées par les vêtements sur les saillies qu'elles forment. Ces tumeurs demeurent flasques et ridées, après qu'on les a pressées. La peau qui les recouvre est amincie et lisse, sans changement de coloration ; elle ne présente aucun orifice ni aucune dépression. Les poils, comme nous avons pu le voir sur le pubis, sont écartés par la tumeur et n'émergent pas de la surface.

Le nombre de ces tumeurs peut être évalué à plusieurs centaines ; elles occupent de préférence les endroits où la peau est la plus fine, les seins, la face interne et antérieure des membres. Les plus volumineuses siègent à l'apophyse mastoïde gauche, l'autre sur la hanche gauche, l'autre à la face interne de la cuisse droite.

On devait se demander si ces tumeurs n'étaient pas une repullulation du cancer du sein, mais les seuls renseignements de la malade ne laissent pas de doute à ce sujet. La tumeur du sein ne date que de deux ans environ, tandis que les petites tumeurs sont beaucoup plus anciènnes.

Ces petites tumeurs auraient, au dire de la malade, dix-huit ans d'existence ; elles se seraient produites sur les cicatrices de pustules d'une variole contractée vers cette époque, et les prèmières de ces tumeurs seraient apparues peu de temps après l'évolution de la variole.

Elles offrent les caractères cliniques du molluscum ; elles n'ont jamais produit ni douleurs ni incommodités ; quelques jours après l'opération la malade succomba à l'infection purulente.

Autopsie. — Phlébite axillaire ; trois abcès métastatiques du poumon ayant le volume d'une noisette. La tumeur du sein est un épithélioma à cellules épithéliales pavimenteuses qui paraît être né dans les culs-de-sac des glandes.

Par une incision, on peut se renseigner que les tumeurs cutanées sont formées par une pulpe mollasse, blanchâtre, qui ne renferme pas de cavités. Ces nodosités s'énucléent avec la plus grande facilité de l'épaisseur du derme où elles sont situées ; mais on ne leur trouve aucune enveloppe fibreuse.

Ces tumeurs sont composées par un tissu toujours semblable à lui-même. Les éléments primordiaux, qui sont des fibrilles ténues de tissu conjonctif, mesurant huit à dix μ, qui sont pressées les unes à côté des autres et présentent une grande quantité de noyaux un peu allongés. Les fibrilles, le plus souvent parallèles, décrivent de grandes couches proportionnelles au volume de la tumeur. Leur disposition rappelle quelquefois celle des myômes, mais nous ne sommes pas parvenu à y démontrer l'existence de fibres lisses.

On peut voir, à la périphérie, quelques-uns des vaisseaux qui composent la tumeur, s'écarter pour laisser passage à quelques fibres de tissu conjonctif normal qui les entrecroisent.

Quelquefois le centre de ces tumeurs offre un certain nombre de cellules graisseuses.

Des vaisseaux capillaires parcourent ce tissu. Quelques-uns le continuent jusque dans les papilles du derme et sont accompagnés par des prolongements du tissu nouveau. On rencontre assez rarement des tissus de glandes sudoripares.

Nous avons examiné les rapports de ce néoplasme avec la peau et les annexes de la peau. Les tumeurs sont prolongées au milieu du tissu conjonctif normal, dont quelques fibres au moins séparent toujours la tumeur du revêtement épithélial. Le revêtement épithélial, les glandes sudoripares, les glandes sébacées ne contractent aucun rapport avec elles. La tumeur nous a paru plusieurs fois développée sur les parties latérales de la gaine d'un cheveu; ce qui pouvait mener à l'idée d'un myôme, que nous avons repoussée à cause de l'absence des éléments caractéristiques. Nous croyons pouvoir conclure à un fibrome embryonnaire ou fibro-sarcome.

Paget (Lectures on Tumours, p. 322) signale la coexistence d'un cancer de l'estomac et d'un fibrome de l'ovaire.

Dans Broca, nous trouvons quatre observations de cancer du bassin avec tumeur périostale, soit du tibia, soit du fémur, tumeurs non cancéreuses. La différence est bien accusée par Broca. De ces quatre faits, un a été communiqué par Dambœuf en août 1850 à la Société anatomique, l'autre a été étudié en collaboration de Follin; deux autres ont été vus par Broca seul.

Virchow (345) rapporte un cas de fibrome coïncidant avec un cancroïde.

Nous pouvons mentionner ici le fait d'un malade de la salle Michon, qui, atteint d'un énorme épithélioma de la région temporale gauche, présentait un petit molluscum de la région sus-claviculaire droite.

Jadis, en donnant l'histoire clinique de l'adénome sudoripare, M. Verneuil avait déjà noté que la plupart des sujets qui en sont affectés présentent simultanément des verrues, des papillomes, des fibromes et des lipomes dermiques, en un mot, des lésions néoplasiques diverses.

M. Verneuil faisait encore récemment cette observation sur une malade à laquelle il enlevait une tumeur cancéreuse du sein. En plusieurs points du corps elle offrait des taches de naissance avec pigmentation et hypertrophie fibreuse, des papillomes de couleur brunâtre, des petites verrues sessiles, etc.

En envisageant tous ces faits de néoplasmes bénins et de néoplasmes malins cohabitant ensemble sur le même sujet, évoluant sur le même terrain, vivant côte à côte, qu'a-t-on droit de conclure ? Sinon qu'il n'y a pas là qu'un pur hasard, qu'un phénomène fortuit et de rencontre, mais bien que ces deux néoplasmes, en apparence si dissemblables, si éloignés, si distincts ne sont que l'expression de la même série morbide. Nous prévoyons l'objection et nous la sentons venir. On nous objectera et, disons-le, on nous a objecté que cette coïncidence n'est pas plus fréquente que la relation du cancer avec toute autre affection, que lorsque nous aurions réuni par exemple cinquante observations de pieds bots coïncidant avec des cancers, nous n'aurions pas, certes, la prétention de soutenir qu'il y a entre les deux affections une relation autre qu'accidentelle.

Cette objection, il nous faut la combattre, elle est trop facile et, disons-le, trop spécieuse pour ne pas séduire et dérouter un instant. Mais résiste-t-elle à l'examen des faits ? Nous ne le pensons pas. Qu'on veuille bien nous suivre dans une analyse attentive des phénomènes observés. Qu'on néglige la quantité d'observations rapportées (elle n'est cependant pas si négligeable), nous en faisons bon marché ; nous n'avons voulu tirer aucune conclusion statistique.

Les chiffres ne prouvant rien en pareille matière, ils peuvent éveiller l'attention, mettre un fait en lumière et ne sauraient, à eux seuls, trancher la question. La discussion devient nécessaire. Si nous ne faisions que constater la simultanéité de tumeurs malignes et de tumeurs bénignes, on ne pourrait, en effet, voir là qu'un rapprochement fortuit et de pur hasard. Mais, non seulement, ces néoplasmes peuvent coexister, en restant indépendants les uns des autres, mais encore, ils peuvent se succéder, se combiner les uns avec les autres ; c'est ce que nous allons étudier dans les paragraphes qui suivent.

§ 2. *Succession de néoplasmes bénins et de néoplasmes malins chez un même sujet.*

§ a. *Succession d'un néoplasme bénin à un néoplasme malin.* — Les différents néoplasmes peuvent se succéder, tantôt, c'est la maligne qui débute, mais c'est de beaucoup l'exception, l'organisme ne luttant pas assez de temps pour permettre l'évolution d'une tumeur bénigne, tantôt, et c'est la règle, la tumeur maligne est postérieure à la bénigne.

Voici un exemple des plus remarquables où la tumeur bénigne a succédé *in situ* à la tumeur maligne. Ce fait est des plus rares, et comme il a servi de base à la remarquable clinique de notre maître, M. le professeur Verneuil, qu'on nous permette de le rapporter ici dans son entier.

La femme Seguin (Marguerite), âgée de 33 ans, sans profession, domiciliée à Bourbon-l'Archambault, entre à l'hôpital de la Pitié, dans le service de M. Verneuil.

Elle a eu une petite fièvre muqueuse à l'âge de 6 ans, mais depuis cela elle s'est toujours bien portée. Sujette aux migraines et tourmentée par quelques atteintes de gastralgie, elle a été réglée à 15 ans, a mis au monde quatre enfants dont trois sont bien portants, le premier étant mort à 3 ans, de méningite (?).

Sa mère paraît avoir succombé à un cancer de l'estomac, son père a 68 ans et se porte bien.

Au commencement de l'année précédente 1883, elle portait au niveau de la fosse canine une verrue en voie de progrès. A la suite d'une cautérisation insuffisante, une opération radicale étant jugée nécessaire, l'extirpation fut pratiquée largement le 3 août 1883, par un jeune médecin fort instruit. La plaie fut réunie et pendant quelques semaines on put croire à la guérison.

M. le Dr Balzer, dont la compétence en histologie est reconnue, examina la pièce et déclara qu'il s'agissait d'un épithélioma des mieux caractérisés.

Bientôt la région opérée se tuméfia, s'enflamma et la plaie se rouvrit. Vers le 20 octobre, M. le Dr Lepileur, craignant une récidive, me pria de recevoir dans mon service la malade, pour lui faire subir une opération plus complète.

L'examen auquel je me livrai me fit rejeter l'idée d'une nouvelle production épithéliale; en effet, l'ulcération avait plutôt l'apparence des plaies suppurantes ordinaires et la base large, rouge et indurée qui la supportait rappelait l'inflammation chronique du tissu conjonctif. En introduisant le doigt dans la bouche, on constatait que la joue triplée d'épaisseur à ce niveau était molle et fluctuante à sa partie profonde.

D'autre part, ayant porté au centre de l'ulcération une sonde de femme, j'arrivai jusqu'à une collection purulente qui renfermait au moins une cuillerée à café de pus phlegmoneux. Je ne vis donc là qu'un abcès profond de la joue, développé sous une cicatrice, peut-être dans la bourse séreuse anté-massétérine, et j'écartai tout projet d'opération.

Un tube à drainage fut placé dans la cavité de l'abcès, et des cataplasmes émollients furent appliqués sur la joue. D'ailleurs, pour donner au diagnostic toute la précision nécessaire, je fis examiner au microscope les bourgeons qui tapissaient le fond de l'ulcère; ils ne renfermaient point d'épithélium, mais seulement les éléments ordinaires de la membrane granuleuse.

Le drainage et les émollients firent d'abord très bon effet; la joue dégonfla notablement, la suppuration fut assez rapidement tarie et la plaie se cicatrisa ; seule l'incision persista, de sorte que, dans les premiers jours de novembre, l'affection métamorphosée se présentait avec les caractères suivants : au centre de la joue, et occupant toute son épaisseur, saillie à contours diffus et irréguliers de 3 centimètres environ dans ses divers diamètres, portant à son centre une cicatrice un peu déprimée. Cette saillie est de consistance fibreuse, peu mobile sur les parties profondes, recouverte par la peau adhérente, rouge sombre, lisse et comme distendue, du reste indolente au toucher et n'étant le siège d'aucune douleur vive.

Je ne savais trôp quel nom donner à cette tumeur, mais je la rapprochais de la kéloïde cicatricielle, dont j'ai observé déjà à la face même deux autres exemples fort curieux.

Avec ce diagnostic, je ne perdis pas mon temps à administrer des médicaments. On avait du reste, avant l'entrée à l'hôpital, essayé sans succès les préparations hydrargyriques et iodurées. Je ne voulus pas davantage recourir de suite à l'extirpation qui, en pareil cas, donne de si médiocres résultats et je résolus d'essayer un moyen qui, à plusieurs reprises déjà, m'a donné des résultats satisfaisants ; je veux parler de la compression élastique. Après quelques tâtonnements, je parvins avec des plaques d'amadou et une bande de caoutchouc à exercer une pression uniforme et efficace sur la tumeur à laquelle d'ailleurs la face antérieure du maxillaire fournissait un appui solide. Le résultat fut satisfaisant. Les séances durèrent d'abord de deux à trois heures par jour, puis se prolongèrent de plus en plus, grâce à la patience et au bon vouloir de la malade.

A la fin du mois de novembre, la tumeur, tout en conservant les caractères indiqués plus haut, avait diminué de moitié ; on pouvait donc espérer la guérison par la continuation du moyen mécanique.

Mme S..., dont la santé était excellente, mais qui s'ennuyait fort à l'hôpital, me demanda à continuer le traitement chez elle. J'y consentis, mais à cette condition que si l'amélioration ne se maintenait pas, et à plus forte raison si le mal s'aggravait, il lui faudrait revenir sans tarder pour se soumettre à une action opératoire.

Six semaines plus tard, le 9 janvier 1881, je reçus des nouvelles. Les choses étaient dans le même état; il n'y avait ni douleurs ni inflammation, mais la joue était toujours grosse; on continuait la compression.

Malheureusement, le tableau ne tarda pas à changer. La tumeur se mit à grossir et à s'étendre dans tous les sens, et lorsque Mme S.. rentra dans mon service, le 25 avril, nous trouvâmes les choses singulièrement aggravées.

La joue tout entière, depuis le rebord orbitaire jusqu'au voisinage de la commissure buccale, d'une part, et de l'autre, depuis l'aile du nez jusqu'au bord antérieur du masséter, était occupée par une tumeur du volume d'une pomme de moyenne grosseur, ayant, les dimensions à part, exactement les mêmes caractères qu'au mois de novembre précédent; sa surface toutefois était moins lisse et manifestement lobulée, l'adhérence était plus grande aux parties profondes et à la peau, qui sur le sommet de la masse morbide était fortement vascularisée. Du reste, même consistance fibreuse, même indolence, même bénignité locale, nulle tendance prochaine à l'ulcération ni à la surface, ni vers les cavités nasale ou buccale, où le néoplasme proéminait cependant. Conservation de la sensibilité cutanée, bien que le nerf sus-orbitaire semblât perdu dans la tumeur ou comprimé ou distendu par elle; absence de tout engorgement ganglionnaire au cou.

Evidemment, on avait sous les yeux un type de tumeur fibreuse dont l'ablation était impérieusement commandée et n'offrait du reste aucune contre-indication.

L'opération fut faite, le 30 avril, très largement : on enleva à la partie profonde le périoste de la face antérieure de la mâchoire; on fut obligé d'ouvrir le cul-de-sac labio-gingival dans l'étendue de 2 ou 3 centimètres, mais on put respecter la lèvre supérieure tout entière, l'aile du nez et les téguments de la paupière inférieure; en revanche, il fallut poursuivre un prolongement très mince du tissu morbide dans la région du sac lacrymal et jusqu'à l'épine nasale du frontal.

La plaie fut laissée béante pour surveiller la récidive d'une part, et parce qu'il eût fallu d'ailleurs faire des débridements, des décollements, des glissements très étendus pour combler la grande perte de substance.

Des bourgeons suspects étant apparus dans la plaie, ils furent dëtruits par des attouchements à l'acide chromique. La plaie se combla, mais on constata au niveau du grand angle de l'œil une tuméfaction dure, cylindrique, du volume d'un porte-plume. M. Verneuil dut en faire l'extirpation.

La cicatrisation se fit complètement avec un renversement de la paupière, à peine sensible, et une élévation de la commissure buccale.

L'intérêt résidait surtout dans l'examen anatomique du néoplasme. A la coupe et à l'œil nu on constatait déjà la structure type des fibromes. La masse était formée de trois gros lobes principaux et de lobules secondaires, tous constitués par un tissu homogène, rénitent, élastique, d'un blanc nacré, un peu rosé par places, offrant la disposition fibrillaire et pelotonnée, dont le type est représenté par les fibro-myômes utérins.

L'examen microscopique pratiqué par M. Nepveu, chef de laboratoire, et M. Valude, interne du service, confirma l'opinion donnée par l'inspection à l'œil nu. C'est bien à un fibrome en voie d'accroissement qu'on avait affaire ; en aucun point de la tumeur il n'y avait trace d'épithélium ni d'épiderme.

Il n'est pas besoin d'insister longuement sur la grande importance de ce fait au point de vue théorique. On enlève un néoplasme dont la nature épithéliale est dûment constatée par un micrographe habile ; après une guérison apparente de courte durée, le point opéré devient le siège d'un travail pathologique de nature phlegmasique, aboutissant, en fin de compte, à la formation d'un néoplasme nouveau de structure bien définie, mais différant totalement du premier, puisqu'il est entièrement et exclusivement constitué par les éléments du tissu conjonctif.

Voici un exemple que nous devons à l'obligeance du Dr Lemonnier, de Flers, et qui n'est pas aussi probant, mais qui mérite néanmoins d'être enregistré :

Mme X..., âgée de 53 ans, a été réglée à l'âge de 12 ans, régulièrement et d'une façon assez abondante.

Une sœur de sa mère est morte probablement d'une tumeur dans le ventre.

L'asthme est fréquent dans la famille du père.

Cette malade a eu quatre grossesses, dont trois à terme et une avec trois semaines d'avance. Les enfants ont vécu. Pas de suites de couches fâcheuses.

Arthritisme. Douleurs assez fréquentes dans les articulations, et particulièrement aux poignets et aux doigts de la main.

Dernières règles fin janvier 1884.

Au mois de mars, douleurs de reins. La malade a été examinée il y a trois semaines, surtout à cause d'une petite tumeur (fibro-adénome probable) siégeant au sein gauche, à deux ou trois travers de doigt au-dessus du mamelon. Cette tumeur a la grosseur d'une noix environ. La peau n'est pas adhérente et il n'existe pas de ganglions. Cette femme n'en avait constaté la présence que huit jours avant, et elle accuse quelques douleurs passagères qu'elle qualifie en disant « que les fibres paraissent tressaillir ».

En appuyant sur les apophyses épineuses des deux ou trois dernières vertèbres lombaires, on provoque une douleur assez intense.

Il y a vingt-deux ans, cette dame a été opérée d'une petite tumeur à l'angle externe de l'œil gauche (paupière inférieure) par M. Le Prêtre, de Caen, qui pria la malade de revenir s'il y avait une récidive.

Ainsi en résumé, ancien cancroïde de la paupière et adénome du sein.

Mais le plus souvent la succession se fait dans un ordre inverse et c'est le néoplasme malin qui succède au néoplasme bénin.

§ b. *Succession d'un néoplasme malin à un néoplasme bénin.* — Cette succession peut se faire dans des organes différents ou dans les mêmes organes.

L'observation suivante que nous venons de prendre dans le service de M. Verneuil est d'un grand intérêt pour la thèse que nous soutenons ; la malade, opérée autrefois d'un adénome du sens, affectée d'un goitre volumineux, porte un épithélioma rectal :

La nommée Parent (Joseph), âgée de 52 ans, est entrée le 24 décembre à l'hôpital de la Pitié, salle Lefranc, n° 29.

L'état général de la malade est excellent. Comme antécédents elle accuse quelques migraines, quelques douleurs stomacales. Le père atteint d'eczéma est mort de cancer de l'estomac, sa mère est morte âgée et elle a un frère rhumatisant.

Cette malade a été opérée il y a 18 ans d'un adénome (probable) du sein dont on voit la cicatrice encore visible dans le sillon sous-mammaire droit.

Elle présente en outre à la partie interne de la paupière supérieure gauche une petite tumeur cutanée du volume et de la forme d'un petit pois.

Depuis 24 ans elle porte à la suite d'une grossesse, un goitre du volume du poing, très dur en certains points, manifestement kystique dans d'autres.

Enfin, depuis dix-huit mois, cette malade présente tous les signes d'un épithéliome rectal, dont M. Verneuil a pratiqué l'extirpation le 29 décembre.

Mais bien plus souvent le cancer a succédé in situ, à l'adénome, et cette question nous amènera à toucher un point important de l'histoire des tumeurs, nous voulons parler de leur dégénérescence, point trop capital pour être traité ici en passant, et sur lequel nous allons revenir ; les faits que nous allons citer, et que nous trouvons dans la clinique de M. Verneuil, prouvent que le cancer a pu succéder à l'adénome dans le même sein et l'ablation de l'adénome, faite de longues années auparavant, prouve bien qu'il s'agit ici de la genèse d'une nouvelle tumeur et non d'une transformation.

1° Dame de Montdidier, 76 ans et demi, belle constitution, excellente santé, à peine troublée, quelques années auparavant, par une névralgie sciatique. Elle me consulte pour un cancer atrophique du sein droit occupant la région du mamelon, avec adénopathie axillaire, et dont on avait reconnu l'existence depuis quelques jours seulement. Or, le même sein, à sa partie interne restée souple et mobile, présentait une cicatrice en demi-lune, tout à fait saine, résultant de l'ablation d'une tumeur pratiquée quarante-quatre ans auparavant.

2° En février 1882, une dame de 53 ans, d'une belle constitution, plusieurs fois atteinte de rhumatisme, me montra une tumeur squirrheuse de la mamelle droite, datant de quelques mois, en voie de progrès et accompagnée d'adénopathie axillaire commençante. Trente années avant, cette dame avait été opérée d'une tumeur arrondie et limitée du sein gauche. On voyait là une cicatrice étroite, mobile, souple, mesurant environ 3 centimètres.

3° Tout récemment, un fait semblable s'est encore offert à moi. Une dame de 51 ans, du département de l'Allier, était venue me consulter une première fois, en 1882, pour une tumeur circonscrite située au côté externe du sein droit. Je reconnus une tumeur bénigne dont je recommandai l'ablation pure et simple.

L'opération fut faite, réussit fort bien, et laissa une cicatrice linéaire encore visible aujourd'hui. On croyait tout fini, lorsqu'en 1883 on aperçut à gauche, c'est-à-dire dans l'autre sein, exactement au même point, 'une nouvelle tumeur qui ressemblait à la première. La malade se décida facilement à l'ablation en constatant qu'elle faisait des progrès et devenait un peu douloureuse. Il n'y eut point d'accidents opératoires, mais la plaie était à peine close qu'une récidive rapide se manifestait sous la cicatrice, dans le reste de la mamelle, ainsi que dans les ganglions axillaires et sus-claviculaires. C'est pour cette repullulation soudaine que cette dame venait me consulter. Je n'ai pas vu la seconde tumeur, mais elle était bien évidemment cancéreuse. Quant à la première, elle offrait les caractères externes des tumeurs bénignes et elle en eut également la marche, puisqu'une opération par énucléation amena la cure radicale.

4° Enfin, j'ai observé jadis un cas bien concluant, car j'ai opéré et examiné au microscope les deux tumeurs.

En 1859, je débarrassai Mlle F..., alors demoiselle, d'une petite tumeur adénoïde du sein gauche. Dix années plus tard environ, elle vint me montrer une nouvelle tumeur siégeant dans le sein droit. Cette fois encore, je diagnostiquai un néoplasme bénin, c'est-à-dire un kyste racémeux avec production épithéliale dans les conduits galactophores. L'opération fut faite avec succès, et aujourd'hui, après quinze ans passés, Mlle F..., que j'ai revue ces jours-ci, se porte bien et ne pense plus à ses tumeurs.

Ces faits sont importants parce qu'ils permettent de bien distinguer la récidive locale de la tendance qu'a la diathèse à frapper itérativement un même organe ou son congénère. Ils sont intéressants surtout au point de vue de l'étiologie des néoplasmes, et c'est à ce propos qu'on en pourrait tirer bon parti.

On trouve, daus le premier volume de Follin (1), le

(1) Follin. Trait. élém. path. ext. T. I, p. 306.

fait suivant qui peut entrer en série avec ceux que nous venons de citer :

Une femme, jusqu'à l'âge de 45 ans, éprouve dans le sein plusieurs lésions sérieuses : arrêt de la lactation, contusion et tumeur kystique, suite d'une nouvelle contusion ; douze ans après l'extirpation de cette dernière tumeur, et lorsque la menstruation cessa, il se forma, dans le sein, un véritable cancer qu'on enleva et qui fit mourir la malade par sa récidive.

Voici un exemple de cancer succédant à un fibrome :

M. P. a été opéré il y a deux ans par MM. Piachaud et Reverdin, d'une tumeur de la grosseur d'un pois, sans adhérence avec le périoste, mobile et siégeant dans le tissu sous-cutané. Elle était le siège de quelques douleurs lancinantes et semblait être un fibrome ou un névrome. Elle a été enlevée totalement, et la réunion s'est faite rapidement. Pendant cinq à six mois les douleurs ont complètement cessé, puis la cicatrice s'est indurée et les douleurs ont reparu. L'induration a progressé en étendue, en largeur et en profondeur, au point qu'elle occupe maintenant la joue entière, proémine dans la bouche, entre l'arcade dentaire et la joue. De plus, elle paraît intéresser le périoste et peut-être le maxillaire supérieur lui-même. La nature cancéreuse de cette tumeur nous paraît évidente par sa marche, par son apparence et par les antécédents héréditaires du malade.

Ainsi les tumeurs peuvent se succéder sur un même individu, qu'elles siègent ou non dans le même organe ; mais cette succession de deux tumeurs différentes peut avoir lieu dans la même tumeur ainsi que le prouve l'étude de la transformation, ou de la dégénérescence des tumeurs.

§ 3. *Transformation d'un néoplasme bénin en un néoplasme malin, ou de la dégénérescence des tumeurs.*

Si dans l'existence de deux tumeurs, l'on peut voir une coïncidence fortuite, on est forcé de reconnaître qu'il y a plus qu'un phénomène accidentel de rencontre entre deux néoplasmes, lorsque de ces deux néoplasmes l'un prend naissance au milieu du tissu de l'autre.

Qu'est-ce, en effet, que cette fameuse question de la dégénérescence des tumeurs? sinon l'évolution, dans un même lieu, dans un même organe, de tumeurs primitivement différentes?

La glande mammaire a un adénome à vingt ans, parce que à vingt ans c'est l'âge des adénomes chez les néoplasiques. A cinquante ans, cette tumeur silencieuse change d'allure, éveille l'attention de la malade. Sur la tumeur ancienne bénigne s'est greffée une tumeur maligne. Citons quelques exemples, et ils ne sont pas rares.

Les tumeurs les plus bénignes, dont l'évolution ordinaire ne s'accompagne d'aucun retentissement général, peuvent tout à coup changer d'allure, revêtir une forme plus grave, et telle tumeur sur l'exérèse de laquelle on pouvait hésiter, tant l'affection était bénigne, peut tout à coup, par sa transformation, nécessiter une ablation radicale et prompte.

Le cancroïde de la face a succédé fréquemment à un

insignifiante verrue, l'épithélioma des lèvres n'a été souvent que la transformation d'un papillome labial, et pour aborder l'histoire de ce terrible cancer de la langue qui défie à peu près à coup sûr toute thérapeutique, n'a-t-il pas souvent pour origine un simple développement hypertrophique des papilles de la langue, qui précède pendant de longues années l'apparition de ce terrible néoplasme.

Nous avons recueilli à ce sujet une observation bien intéressante de double cancer de la langue succédant à un double papillome.

Ulcérations épithéliomateuses, situées, l'une sur le bord droit de la langue et s'étendant jusque sur la partie médiane ; l'autre sur le bord gauche, beaucoup moins volumineuse. — Le nommé Gariol (Ferdinand), âgé de 67 ans, corroyeur, est entré le 8 novembre 1881, baraque n° 1, lit 19, à l'hôpital Cochin.

La face inférieure de la langue est tuméfiée, bleuâtre, ardoisée, molle (état dû à une dilatation variqueuse des vaisseaux de la langue).

Les ulcérations de la face supérieure présentent une hypertrophie des papilles très prononcée. Les ganglions cervicaux sont volumineux.

Le malade a été grand fumeur et sa langue, en dehors des deux ulcérations, est recouverte de plaques blanches épaisses formant une enveloppe continue à la langue, et remarquables par l'hypertrophie papillaire.

Son affection a commencé il y a six mois, par deux petites grosseurs situées de chaque côté de la langue ; à cette époque le malade se confie à un médecin, qui croyant se trouver en présence d'une ulcération syphilitique, le traite par le mercure et l'iodure de potassium.

Avant ce traitement, le malade parlait, avalait parfaitement.

Après, et depuis, les mouvements de la langue sont devenus de plus en plus difficiles et, en ce moment 20 novembre, la langue est tellement volumineuse que le malade ne peut plus prononcer aucun mot et n'avaler que des liquides.

Le 29. Opération sans chloroforme.

Ligature des deux linguales, au-dessus de la grande corne. Pansement phéniqué.

Immédiatement après les ligatures la langue a diminué de volume (de la moitié environ).

Les jours suivants le malade avale beaucoup plus facilement, parle mieux, mais la langue a augmenté un peu de volume.

La suppuration s'établit régulièrement.

31 décembre. Les plaies sont à peu près cicatrisées. Le malade se trouve beaucoup mieux qu'avant l'opération.

Enfin, nous renvoyons à la thèse de notre excellent maître, le Dr Th. Anger, qui, dans sa remarquable thèse sur le cancer de la langue, montre et décrit admirablement ce premier temps de l'épithélioma lingual débutant par une hypertrophie papillaire périphérique, premier temps bénin, innocent, mais auquel succède bientôt l'évolution en sens inverse de cellules épitheliales qui, au lieu de se développer à la surface des papilles, plongent dans l'épaisseur des sillons interpapillaires et pénètrent aussi dans les interstices musculaires de la langue.

Ces faits sont trop connus, trop vulgaires pour que nous en citions ici des exemples particuliers qui n'ajouteraient rien de nouveau à l'état de la question.

Cette dégénérescence, ou plutôt cette transformation épithéliale, n'est pas le propre seul des papillomes, elle appartient encore à une foule d'autres tumeurs, et en particulier, au kyste sébacé.

Nous rappelons ici l'observation, rapportée plus haut, de la malade qui portait sur le cuir chevelu un kyste sébacé volumineux et à côté un énorme épithélioma bourgeonnant. Cet épithélioma n'était que la transformation *in situ* d'un kyste sébacé préexistant et irrité par les caustiques.

A côté de ce fait et entre mille, nous pouvons rapporter le cas signalé à la Société anatomique en 1873 (1) où il s'agit d'un épithélioma développé sur un kyste sébacé qui siégeait entre les deux omoplates. Cette loupe s'ulcéra et fut le point de départ de fongosités ayant l'aspect d'un champignon.

Voici une ancienne observation recueillie par M. L.-H. Petit (2) :

Le 16 novembre 1868, entre à l'hôpital Lariboisière un homme de 64 ans, de taille moyenne, maigre, mais de bonne constitution, et présentant sur la tête, depuis longtemps, cinq ou six *kystes sébacés* de petit volume. L'un d'eux, gros comme une noix, resté stationnaire, commença à grossir et à devenir douloureux. Il prit en quelques jours le volume d'un œuf de poule coupé en deux, et devint de couleur noirâtre, mou, mobile sur le péricrâne.

Extirpation au bistouri, cautérisation de la plaie et du péricrâne au fer rouge.

La tumeur sectionnée a un aspect jaunâtre, avec de grosses masses grises, formées de cellules épithéliales pavimenteuses à un et deux noyaux. Le kyste sébacé était devenu un épithélioma.

M. Verneuil a observé encore, au moins cinq fois, cette

(1) Clinique de la Pitié. Semaine médicale, 21 août 1884, p. 330.
(2) Bull. de la Soc. anat., 1873, p. 229.

métamorphose d'une loupe du cuir chevelu en épithélioma bien caractérisé. Le dernier fait de ce genre s'est montré en 1883 à l'hôpital de la Pitié.

Femme de 40 ans, excellente santé, constitution robuste, embonpoint considérable ; à la partie droite du dos, au niveau des dernières côtes, tumeur du volume des deux poings, dure à la base, molle au centre. Peau amincie et un peu rouge. Cette affection datait de plus de dix ans. Le médecin qui en avait vu les débuts m'affirma qu'il s'agissait d'un kyste sébacé. La tumeur naissante était petite, ronde, régulière, dure, indolente, et présentait à son centre le petit point noir caractéristique. Pendant plusieurs années, progrès extrêmement lents, mais depuis deux ans, et surtout dans les derniers mois, accroissement très rapide et douleurs assez vives.

Une ponction exploratrice confirma le diagnostic. Je fis donc l'extirpation.

L'opération fut laborieuse à cause des adhérences que le travail inflammatoire récent avait provoquées autour du kyste, mais je crus avoir tout enlevé. Je pansai à plat, et comme j'avais conservé une partie du tégument qui recouvrait la tumeur, la réunion secondaire se fit aisément et dans un délai assez prompt.

Mais deux mois s'étaient à peine écoulés que la cicatrice se tuméfiait, rougissait et devenait douloureuse. Les émollients, les résolutifs, furent employés pendant quelques jours, mais il fallut bientôt reconnaître l'existence d'une récidive qui marchait avec une extrême rapidité.

Une seconde opération fut pratiquée ; il fallut faire une perte de substance extrêmement large pour dépasser les limites du néoplasme. La malade fut prise pendant la convalescence d'un érysipèle ambulant qui dura plus de cinq semaines et épuisa complètement l'opérée. Cette malheureuse femme succomba quelque temps après chez elle, où elle avait demandé à retourner. L'autopsie ne fut pas faite.

Les pièces anatomiques de la première et de la seconde opération démontrèrent l'existence d'un épithélioma sébacé, avec production d'une quantité prodigieuse de cellules réunies en masses compactes de consistance fibreuse, ou infiltrées dans le tissu conjonctif voisin, en formant une bouillie analogue à ce que les anciens appelaient l'athérome. Le tissu épithélial était en certains points devenu très vasculaire.

Ici encore, un kyste sébacé bénin, indolent, stationnaire pendant de longues années, avait changé de nature cliniquement et anatomiquement. Aux lieu et place de la couche épithéliale, généralement assez mince qui tapisse la cavité, il s'était fait une prolifération épidermique énorme avec vascularisation et propagation, et le mal avait pris les allures des néoplasmes les plus malins. Je n'aurais pas été surpris de trouver des noyaux secondaires dans les organes internes.

Il n'est pas jusqu'au myôme qui, à un certain moment, ne puisse être envahi par le cancer, et Cruveilhier rapporte un cas de cette dégénérescence cancéreuse d'un myôme. Mais la transformation du myôme en sarcome, sans être commune, a cependant été observée, et mon ami le Dr Michaux, prosecteur à la Faculté de médecine, m'a dit avoir observé cette transformation chez un malade du service de M. le professeur Duplay, dont il était alors l'interne.

Virchow, d'ailleurs, rapporte nettement un exemple de cette transformation (1) après avoir rappelé qu'il a vu fréquemment la dégénérescence carcinomateuse et cancroïdale des myômes de l'utérus. Cet auteur ajoute : « J'ai également rencontré assez souvent des transformations

(1) Virchow. Des tumeurs, p. 314, T. III.

sarcomateuses, surtout dans la forme de sarcome à cellules fusiformes et à cellules rondes avec substance intercellulaire fibreuse ou muqueuse.

Rokitansky (1), du reste, admet les combinaisons assez fréquentes du sarcome avec les myômes de l'utérus.

Qu'on nous permette de rappeler ici l'existence de ces tumeurs complexes que Virchow appelle myo-carcinomes : il en cite un cas fort intéressant. Il s'agissait d'une tumeur fibro-myomateuse de la vessie au milieu de laquelle s'apercevaient des noyaux de tissu cancéreux.

L'enchondrome, si souvent bénin, stationnaire pendant de si nombreuses années, peut voir sa marche se changer tout à coup et prendre les allures de la plus grande malignité ; c'est que, dans ces cas, il s'est transformé en une tumeur complexe et c'est de cette transformation que provient sa gravité. On a alors affaire avec ces tumeurs, désignées sous le nom de chondro-sarcomes, de cysto-chondromes, dont le tissu principal cartilagineux se combine avec des éléments de nature plus maligne.

M. le professeur Cornil, dans une communication à la Société anatomique (2), signale une combinaison du sarcome avec le cancroïde ; il emprunte son exemple à Billroth. Il s'agit d'une tumeur enchondromateuse de la région parotidienne où, à côté des éléments du cartilage, se trouvaient des productions allongées sous forme de

(1) Rokitansky. Lehrb. der path. Anat., 1861. T. III, p. 485.

(2) Bull. de la Soc. anat., 1862, p. 57.

papilles et les globes épidermiques, si caractéristiques des tumeurs perlées ou cancroïdales.

Virchow (1) s'exprime ainsi : « Il n'est pas rare, dit-il, de rencontrer l'enchondrome combiné avec le cancer et le cancroïde », et il renvoie à des exemples empruntés à Friedberg (2), Bruns (3), Latzbeck et Billroth (4).

Paget (5) affirme qu'il n'est pas rare de voir au milieu de l'enchondrome des cellules agencées comme dans le cancroïde en longues traînées de substance épithéliale.

Quant au lipome, toujours si bénin, sa transformation, quoique rare, a été observée.

Dupuytren, outre l'observation de 1810, rapportée dans Broca, publie, dans les Bulletins de la Société anatomique (6), un exemple de lipome devenu cancéreux.

Dans l'article du Dictionnaire encyclopédique, nous trouvons plusieurs exemples de cette transformation maligne du lipome (7) que nous résumons ici.

Dans le premier cas, il s'agit d'un lipome sous-claviculaire dont le pédicule toutefois remontait sous la clavicule jusqu'à la partie inférieure du cou. Malade âgé de 45 ans environ. Début dix ans auparavant. Développement progressif, ce n'est que dans les derniers temps

(1) Virchow. Traité des tumeurs. T. I, p. 517.
(2) H. Friedberg. Chirurg. Klin. Jena, 1845 T. I, p. 237.
(3) V. Bruns. Prakt. Chir. T. II, p. 1153.
(4) Billroth. Virchow's Arch. T. XVII, p. 336.
(5) Paget. Lect. T. II, p. 204.
(6) Bull. de la Soc. anat., 1850. T. XXV, p. 137.
(7) Tripier. Dict. encycl., p. 645, V. II, série .

que la tumeur s'était mise à grossir. A la suite d'un érysipèle, elle avait presque doublé de volume, et, depuis cette époque, elle était le siège de douleurs profondes; à sa partie inférieure, ulcération de mauvaise nature, qui, de loin en loin, donnait lieu à des hémorrhagies plus ou moins abondantes. Extirpation. Poids, 9 kil. 500. A la coupe, on trouva, au milieu des lobules graisseux, des masses blanchâtres gélatineuses qui présentaient au microscope les caractères du tissu muqueux.

Dans le second, le lipome siégeait à la partie inférieure du thorax et adhérait aux muscles. Malade âgé de 68 ans. Début remontant à 24 ans. Développement régulier. A la suite de cautérisations faites dans ce dernier mois, la tumeur avait acquis un volume énorme. Elle pesait 12 kil. 500. Au centre de quelques lobules graisseux, on voyait des points ressemblant tout à fait à la chair de l'huître et que le microscope démontra être myxomateux.

Cette année, nous avons revu, dans le service de M. Verneuil, une malade qu'il avait opérée en 1883 d'un lipome de la région lombaire, qui avait récidivé en donnant lieu à une petite tumeur dure, douloureuse, mobile sous la peau, extirpée en province. A-t-on eu affaire, dans ce cas, avec une récidive pure et simple, ou bien à une transformation comme celles que nous avons relevées plus haut?

Enfin, pour terminer, nous résumons une observation très longuement rapportée dans la thèse du Dr Descamps (1). Il s'agit d'un énorme lipome des muscles de

(1) Descamps. Loc. cit. 43 et 49.

la cuisse, enlevé en 1865 par M. Ollier. La réunion de la plaie fut immédiate. En 1866, la malade rentre à l'Hôtel-Dieu de Lyon, et le Dr Marduel constate que la tumeur a récidivé un an après la première ablation, et que, de plus, la malade est atteinte d'exorbites consécutives au développement d'une tumeur orbitaire. La tumeur de la cuisse est enlevée ; elle pèse 4,500 grammes, et le microscope révèle, au milieu d'éléments adipeux extrêmement abondants, la présence d'éléments fibro-plastiques.

M. Fontan (2) revoit la malade six mois après, l'exorbite était telle que l'œil, chassé de l'orbite, était ulcéré et détruit. L'énucléation du globe de l'œil fut pratiquée et on fit l'extirpation de la tumeur orbitaire, extirpation que rendit incomplète l'existence de prolongement intra-crânien.

L'examen histologique révéla la même structure que pour la tumeur de la cuisse, c'est-à-dire éléments adipeux très abondants et amas fibro-plastiques.

Voici un fait que nous empruntons à la clinique de M. Verneuil qui prouve encore cette transformation du lipome.

Dans un intéressant article sur le lipome, M. le Dr Lardier (de Rambervilliers) rapporte une observation curieuse dans laquelle un lipome de la fesse se changea en fibro-sarcome, au bout de trente ans, chez une dame de 50 ans environ. La dégénérescence s'annonça par des

1) Marduel. Mém. à la Soc. des Sc. méd. de Lyon. T. VI, p. 122.

(2) Fontan. Mém. à la Soc. des Sc. méd. de Lyon. T. VI, p. 191.

phénomènes pseudo-inflammatoires. La tumeur devenant douloureuse, tendue, fluctuante, violacée, fut incisée. Il en sortit un pus mal lié, fétide, mélangé de particules graisseuses. Malgré des injections détersives et des cautérisations énergiques, le mal fit des progrès rapides, et le professeur Michel, de Nancy, diagnostiqua une tumeur maligne et en fit l'extirpation. L'examen microscopique confirma son diagnostic. D'ailleurs, il y eut une récidive locale et la malade succomba au bout de peu de temps.

On voit que les connexions du lipome et des tumeurs malignes sont assez étroites; mais ces connexions des tumeurs bénignes et des tumeurs malignes sont autrement intimes si nous abordons l'étude de la transformation des tumeurs adénoïdes.

La dégénérescence des adénomes n'a pas été toujours aussi bien connue et acceptée que de nos jours. C'est ainsi qu'en 1861 (1), à la suite d'une présentation de M. Launay à la Société anatomique, d'une tumeur du sein ayant récidivé cinq fois, M. Chalret, rapporteur, écrivait ces lignes que l'on ne saurait plus imprimer aujourd'hui :

« Le plus souvent, on s'abstient de toute intervention chirurgicale, car les travaux de Velpeau, Cruveilhier, Lebert et Nélaton ont suffisamment établi que ces tumeurs ne dégénéraient jamais. »

Les progrès de l'histologie, confirmés par une saine observation clinique, ont singulièrement anéanti les

(1) Bull. de la Soc. anat., 1861, p. 177.

conclusions du rapporteur, car aujourd'hui que l'on connaît bien l'évolution des tumeurs mammaires, si l'on en veut croire MM. Coyne et Malassez, l'épithélioma ne serait que le deuxième degré de l'évolution d'un néoplasme mammaire dont l'adénome serait le premier. Nous renvoyons à ce sujet à l'excellent livre de MM. Coyne et Labbé sur les tumeurs du sein.

Les exemples de transformation maligne des adénomes sont très communs, et, pour rester sur le terrain du néoplasme mammaire, nous pouvons en citer rapidement quelques exemples :

M. Verneuil a donné ses soins à une malade de bonne santé habituelle et d'apparence extérieure robuste, qui présentait, depuis dix-huit ans, une tumeur kystique de la mamelle. Au bout de ce temps très long, à la suite d'une saison aux bains de mer, la tumeur s'enflamma, devint phlegmoneuse et dut être ouverte au bistouri par un médecin. A l'incision, il sortit un liquide séreux rougeâtre.

M. Verneuil, appelé en consultation, conseille l'ablation totale de la mamelle qui fut largement pratiquée. A un moment de l'opération, la tumeur s'énucléa et peut-être resta-t-il sur le grand pectoral quelques débris de son aponévrose ; la cicatrisation était aux trois quarts achevée, quand on put constater un bourgeon sarcomateux du volume de la pulpe digitale s'élevant du milieu de la plaie.

Ainsi, en résumé, voici une tumeur essentiellement bénigne puisqu'elle durait depuis 18 ans, et que pendant tout ce temps elle resta silencieuse. Sa marche rapide ultérieure et sa récidive sont des gages certains de sa transformation.

Billroth (1), dans sa Pathologie chirurgicale, s'exprime ainsi : « Il peut y avoir depuis huit ou dix ans un adénome dans le sein qui prend rapidement le caractère du cancer. »

A côté de cette affirmation, qui résume la connaissance d'un certain nombre de faits, nous pouvons citer le cas rappelé par M. Després à la Société anatomique. (1873, p. 345.)

Il s'agit d'une femme opérée par M. Velpeau pour une tumeur adénoïde et qui succomba dix années plus tard à un cancer encéphaloïde.

Dans une séance ultérieure, M. Debove (2) pose la question suivante :

« Une malade se présente avec une tumeur adénoïde du sein. On la lui enlève et on constate sa richesse en culs-de-sac glandulaires. La tumeur récidive : nouvelle extirpation et on ne retrouve plus les culs-de-sac glandulaires, puisqu'ils ont été enlevés à la première opération. Doit-on admettre une transformation sur place de tumeur bénigne en maligne ? »

Houel, en répondant à cette dernière question, admet parfaitement la réalité clinique de cette transformation. Il a vu un adénome glandulaire enlevé par Nélaton, récidivant au bout de sept ans. Cette fois il y avait peu d'élé-

(1) Billroth. Path. chir , p. 935.

(2) Bull. de la Soc. anat. 1873, p. 678.

ments glandulaires dans la tumeur. Une troisième fois elle repullula en présentant tous les caractères d'une tumeur maligne.

A côté de ces faits, en voici un autre bien probant et d'une évidente netteté et d'autant plus important qu'il a été l'objet d'un examen de la part de M. Coyne, dont on connaît la compétence spéciale dans l'étude des néoplasmes mammaires.

M. Coyne (1) montre à la Société une tumeur sarcomateuse pendant quinze ans stationnaire et devenant tout à coup prolifique. L'examen de la tumeur montre que tous ces éléments ne sont pas de même nature, ni de même âge. Au milieu de zones fibreuses, il y a des îlots où le tissu embryonnaire et les lésions inflammatoires d'apparence sarcomateuse dominent ; ces îlots ont envahi presque la totalité de la tumeur. Il s'était donc produit là une double phase dans l'évolution du néoplasme.

A l'appui de cette communication, M. Le Dentu fait les réflexions suivantes dont les conclusions sont assez nettes pour que nous les reproduisions ici :

« M. Després, au nom de la clinique, M. Coyne, au nom de l'histologie, viennent d'énoncer une loi qui tend de plus en plus à se justifier pour toutes les tumeurs, c'est que l'idée de durée est en rapport avec la structure fibreuse du tissu et d'autre part, que des tumeurs antérieurement bénignes peuvent prendre un caractère malin, au fur et à mesure que leur structure devient

(1) Bull. de la Soc. anat., 1874, p. 577.

plus embryonnaire. On peut en inférer que le diagnostic d'une tumeur bénigne se fonde en grande partie sur la durée de son existence, la lenteur de ses progrès et la consistance de son tissu; mais que cette même tumeur, après une évolution plus ou moins longue, est susceptible de se transformer et alors de prendre un accroissement rapide.

L'apparence kystique de l'adénome présenté vient tout à fait à l'appui de cette thèse. Cette apparence se retrouve dans presque toutes les tumeurs glandulaires particulièrement dans les tumeurs du sein. Or, beaucoup de ces kystes, liés à la présence des tumeurs, ont souvent une évolution très lente, jusqu'au jour où ils grandissent rapidement et prennent les allures des tumeurs malignes.

M. Le Dentu cite alors un exemple fort concluant :

Une malade du service de M. Richet avait une tumeur kystique du sein, datant de longues années. Cette tumeur avait subi un développement rapide depuis quelques mois. On en fit l'extirpation et l'on trouva des houppes de tissu nucléaire sarcomateux, formant des végétations au milieu des kystes. La récidive ne se fit point attendre, et, l'année suivante, à la place du kyste, il y avait en apparence un tissu mollasse, fluctuant, d'apparence colloïde. Avant de l'extirper, une ponction exploratrice donna issue à une grande quantité de liquide séro-purulent; mais derrière la poche kystique se sentait une production solide.

M. Richet l'opéra une deuxième fois, retira une masse de tissu colloïde et la malade guérit. Une troisième fois, au bout de quelques mois, la repullulation se fit à nouveau, et, cette fois, de grands kystes suppurèrent largement; chaque fois, l'examen de la tumeur montrait une prédominance de l'élément embryonnaire et du tissu colloïde. L'opération put être encore pratiquée avec succès. Mais, cette année même, une quatrième récidive s'est produite, et la malade, observée en ce moment par M. Longuet, est actuellement inopérable.

Ainsi, voici un exemple d'une tumeur primitivement bénigne qui devient de plus en plus maligne au fur et à mesure que s'accroissent les cellules à noyaux dans l'intérieur de la trame : ce qui était primitivement un adénome se comporte à la fin comme un cancer.

Voici d'ailleurs encore quelques observations très concluantes que nous puisons dans la clinique de M. Verneuil :

Il y a vingt-cinq ans environ, Mme A..., jeune et d'une belle constitution, vint me consulter pour une hypertrophie partielle de la mamelle que je traitai par la compression et l'iodure de potassium à petites doses. La tumeur, bien circonscrite, du volume d'un petit œuf de poule, parut se résoudre complètement en quatre à cinq mois; je déclarai la malade guérie et n'en entendis plus parler pendant au moins cinq ans. Elle avait eu dans cet intervalle deux enfants et une violente attaque de rhumatisme articulaire aigu. Une nouvelle tumeur s'étant formée dans le sein autrefois envahi, Mme A... reprit la compression et l'iodure de potassium, mais cette fois sans succès. Consulté à nouveau, je trouvai au même sein et dans le point occupé jadis par l'adénome, une tumeur qui, cette fois, présentait tous les caractères du squirrhe.

L'opération que je fis quelques semaines après montra bien la nature cancéreuse de la nouvelle production;

d'ailleurs, Mme A..., prise de récidive locale peu de temps après la cicatrisation de la plaie, succomba à une généralisation très rapide et très étendue.

En 1858, M. Verneuil opérait pour la cinquième fois une dame atteinte depuis plusieurs années d'une production relativement bénigne de la mamelle, car les ganglions axillaires n'étaient point engorgés et la santé générale était restée excellente. Il s'agissait vraisemblablement, au début, d'un adénome; cependant la glande extirpée soumise à l'examen microscopique, ne fournit aucune trace de tissu glandulaire, mais seulement des éléments conjonctifs: fibres, cellules fusiformes, noyaux allongés ou ronds, comme on les rencontre dans les tumeurs fibro-plastiques.

Il y avait donc eu remplacement d'un néoplasme de famille épithéliale par un néoplasme de souche conjonctive.

Une dame me fut présentée avec une tumeur du sein volumineuse, mobile, indolente, dont le début remontait à quatorze ans. Pendant fort longtemps cette tumeur était restée stationnaire; mais depuis une année environ elle avait fait des progrès rapides. Par les caractères extérieurs, volume, intégrité de la peau, défaut d'adhérence, absence d'adénopathie axillaire, je diagnostiquai une tumeur fibro-kystique de la mamelle. Donc pronostic favorable. L'opération amena une complète désillusion, car le tissu offrait en plusieurs points les caractères du cancer. La malade ayant succombé, nous trouvons dans le poumon correspondant, une masse cancéreuse du volume du poing.

Que prouvent tous ces faits, sinon que le malade affecté d'une diathèse qui, à 20 ans, lui a donné un adénome, se voit, dans un âge plus avancé, atteint d'un carcinome et cela, sous l'influence de la même diathèse, et qu'en réalité, en rapprochant ces faits de ceux de néoplasme évoluant dans des sièges différents sur le même individu, on ne peut faire autrement que d'être frappé de l'analogie qui existe dans les deux cas. Dans l'un les deux tumeurs ont évolué à distance, simultanément ou successivement, dans l'autre, c'est dans le même organe que les néoplasmes ont subi toute leur évolution et se sont succédé.

Cette substitution in situ de deux tumeurs différentes est assez importante pour qu'on y réfléchisse.

Et cette objection à laquelle il semble qu'il n'y ait rien à répondre, qui rejette absolument tout rapport entre l'étude de la tumeur bénigne et de la tumeur maligne, est singulièrement ébranlée par cette étude de la dégénérescence, elle l'est encore davantage par l'évolution bizarre et inattendue que prennent certaines tumeurs nettement bénignes.

La généralisation de certaines tumeurs bénignes a en effet été observée. Les exemples sont exceptionnels, il est vrai, mais n'en constituent pas moins un argument puissant pour battre en brèche cette barrière étiologique factice que l'on a voulu élever entre les tumeurs bénignes et les tumeurs malignes.

Virchow (1) cite un cas où, à côté d'un gros enchon-

(1) Gaz. heb., 1855, T. II, nº 7, p. 125.

drome d'une côte, il s'en était formé un petit dans le poumon du même côté.

M. le professer Richet (1) a décrit un cas remarquable d'un enchondrome cystique ayant donné naissance à une trentaine de tumeurs semblables du côté du poumon.

Volkmann (2) publie une observation où un enchondrome du métacarpe fut opéré, et le malade ayant bientôt après succombé à l'infection purulente, on trouva dans les poumons 16 a 20 enchondromes.

Nous pouvons encore citer les exemples de Mulert (3), de Forster (4), rappelés par Virchow (5) et surtout le cas de Baum et de Weber (6), où il s'agit d'une femme de 37 ans chez laquelle on amputa la jambe droite à cause d'un enchondrome ossifiant du péroné. Six mois après il se forma une tumeur analogue de la deuxième phalange du cinquième orteil gauche et après la mort on découvrit dans les poumons plusieurs nodules d'enchondromes du volume d'une lentille.

On trouve dans la *Société anatomique*, et nous en avons cité plus haut, des cas de myômes multiples dans les viscères.

Le lipome, si anodin, a pu se généraliser et tout le

(1) Gaz. des Hôp., 1855, n° 95. Cruveilhier donne une description très précise de la tumeur. Trait. d'anat. path. T. III, p. 734.

(2) Volkmann. Deutsche encondromate casum. Lips., 1852.

(3) Mulert. Diss. inaug. Enchondromatiz casum rariorem sistens. Lipsig, 1852.

(4) Förster. Wiener. Med. Wochenschrift, n° 22, 1858. Wolkmann. Deutsche Klinik, 1855, p. 177.

(5) Tumeurs. T. I, p. 501.

(6) Baum. De carcinomate osteoïde. Diss. inaug., 1858.

monde connaît l'exemple remarquable de Broca, dont nous donnons le résumé.

Un lipome unique paraît chez un homme de 25 ans, le volume de la tumeur devenant gênant, on en pratique l'extirpation et, cinq mois après, le malade voit naître de toutes parts et par centaines de petites tumeurs superficielles de même nature que la première. Cette sorte d'éruption, de poussée lipomateuse, survenant après l'ablation de la première tumeur est une véritable généralisation. Pareil fait survenant dans l'histoire du cancer, personne n'hésiterait. On croirait à la généralisation. Si l'on hésite ici, c'est que le lipome a une réputation proverbiale de bénignité.

Mais, outre cette poussée, que l'on pouvait constater sur le vivant, l'autopsie permit de découvrir une tumeur adipeuse du sterno-mastoïdien et du côté de l'œsophage l'altération suivante : la paroi, dans la plus grande partie de son étendue, était devenue graisseuse, les fibres musculaires en certains points avaient complètement disparu. L'infiltration graisseuse circulaire avait un centimètre d'épaisseur.

En outre, il y avait des amas graisseux dans les valvules du cœur ; dans l'une des valves de la valvule mitrale la tumeur présentait le volume d'un haricot.

C'est le seul exemple connu de généralisation lipomateuse ; il n'en est pas de même des fibromes. Ces tumeurs, en effet, quoique le plus souvent bénignes, sont susceptibles de devenir malignes. Les bulletins de la Société anatomique en renferment plusieurs exemples.

Virchow (1), Paget (2) ont attiré l'attention sur ce fait. Paget cite quelques cas de tumeurs fibreuses malignes où étaient survenues, après l'extirpation, soit des récidives dans les cicatrices, soit des métastases intérieures, notamment dans les poumons et la plèvre. Il rapporte en particulier, un cas de ce genre venant du sein d'une femme et un autre de l'omoplate. Volkmann (3) a décrit deux cas analogues où les os des extrémités avaient été le siège primitif du mal; nous avons d'ailleurs déjà parlé de ces cas, en élevant des doutes sur la nature sarcomateuse probable de ces tumeurs.

Virchow possède dans sa collection une pièce, où à côté d'une énorme tumeur de l'utérus, il existe un grand nombre de tumeurs secondaires du péritoine, de l'épiploon, du mésentère et de la plèvre. Mais, quels que soient ces cas, que réellement on ait affaire à du fibrome devenu malin ou à du véritable sarcome primitivement malin, il n'en reste pas moins ce fait bien observé, à savoir qu'une tumeur, cliniquement fibrome, c'est-à-dire essentiellement bénigne pendant fort longtemps, prend tout à coup les allures de la malignité la plus grande et mérite le nom de sarcome, dont d'ailleurs, à cette époque, elle présente la texture histologique.

Aussi peut-on dire avec Broca (4), que la généralisation peut s'observer aux deux extrémités de l'échelle des

(1) Virchow. T. I, p. 359.

(2) Paget. Lect. on surg. path. T. II, p. 151.

(3) Volkmann. Bemerkungen über einige vom Krebs zu trennende Geschwültze, 1858, p. 8.

(4) Broca. Traité des tumeurs. T, I, p. 304.

tumeurs, seulement cette généralisation qui est la règle pour les tumeurs malignes, devient une exception d'une extrême rareté pour les tumeurs bénignes. Personne, en effet, ne saurait contester ce fait, mais si rares que soient les exemples que nous venons de citer, ils n'en constituent pas moins un témoignage important d'analogie et de parenté entre ces tumeurs, si éloignées qu'elles soient dans l'échelle des classifications.

§ IV. *De la multiplicité des tissus dans un même néoplasme.*

Un autre argument peut être invoqué en faveur de cette opinion qui veut confondre et réunir les néoplasmes dans une seule et même famille.

En effet, la parenté des néoplasmes n'éclate-t-elle pas avec une pleine évidence dans les tumeurs mixtes où les tissus les plus disparates se trouvent rassemblés ?

Ces tumeurs complexes à tissus différents ne peuvent-elles pas être envisagées comme des tumeurs anatomiquement multiples dans une tumeur numériquement unique? Leur association côte à côte, la promiscuité de leurs éléments n'est-elle pas un gage de leur parenté?

Dans une même tumeur de la parotide, nous trouvons de l'enchondrome, de l'adénome, du myôme, du sarcome réunis ensemble, avec prédominance de l'un ou l'autre de ces tissus morbides. D'ailleurs, quoi de plus rare qu'une tumeur à tissu morbide absolument pur ?

Voici un exemple que nous empruntons à l'*Encyclopédie de chirurgie* (1).

(1) Encycl. inter. de chir., p. 839.

M. Bowlby (1) présente une tumeur provenant de la mamelle d'une femme de 42 ans. Elle avait débuté depuis un an et elle avait à peu près le volume d'une orange. Elle contenait des culs-de-sac glandulaires dont quelques-uns à l'état kystique, du tissu fibreux, du tissu sarcomateux et de petits nodules de cartilage hyalin et fibreux. Et ce n'est pas tout ce que l'on trouvait dans cette tumeur extraordinaire, car le tissu cartilagineux avait en quelques points subi la dégénérescence muqueuse et la dégénérescence calcaire.

Nous pensons qu'il n'y a rien d'exagéré et de contraire au bon sens que d'envisager ces tumeurs complexes comme des tumeurs multiples qui, au lieu de siéger sur des points différents de l'organisme, ont réuni en un même point, plus faible, peut-être, moins résistant, tous leurs différents éléments. Mais ces néoplasmes ne forment pas autant de tumeurs numériquement distinctes qu'ils contiennent de variétés de tissus, car les éléments sont disséminés, entremêlés les uns avec les autres et se combinent dans les proportions les plus variables. C'est là la règle et le fait habituellement observé, mais qu'on nous permette de citer un exemple où les éléments cantonnés à part forment, pour ainsi dire, deux tumeurs dans une seule. Ce fait, permettrait de diviser les tumeurs multiples en trois classes par rapport à leur siège.

Tumeurs distinctes siégeant sur des endroits différents du corps.

(1) Bowlby. Transactions of the pathological Society, Vol. XXXIII, p. 306, London, 1882.

Tumeurs distinctes encore, mais réunies dans un même néoplasme.

Tumeurs réunies dans un même néoplasme, mais indistinctes, grâce à la diffusion de leurs éléments.

Voici ce fait : M. Anger (1) présente une tumeur énorme de l'avant-bras recueillie dans le service de M. Nélaton, sur un homme qui l'avait vu commencer il y a trente ans. C'est un enchondrome de l'avant-bras ayant débuté par le radius. Dans la tumeur, il y a deux portions anatomiquement distinctes : l'une est une tumeur fibreuse, l'autre est un enchondrome.

Cette réunion d'éléments différents dans une même tumeur, l'existence de ces tumeurs mixtes nécessitant la dénomination d'enchondro-sarcome, de myo-sarcome, de fibro-myôme, de fibro-sarcome, de fibro-lipome, etc., est une preuve sérieuse pour étayer la démonstration de la parenté des tumeurs.

Il nous semble que nos arguments ne sont pas sans quelque importance ; mais ce n'est pas tout, nous avons attaqué la difficulté par son maximum, nous avons établi qu'il pourrait bien y avoir quelque parenté entre le lipome et la tumeur maligne, mais l'objection nous suivra-t-elle partout et les histologistes, les anatomo-pathologistes sauraient-ils nous répondre si nous leur demandions dans quelle catégorie il faut ranger certaines tumeurs à évolution ni franchement bénigne, ni nettement maligne.

L'épithélioma qui ne se généralise jamais ou presque

(1) Bull. de la Soc. anat., 1866, p. 93.

jamais est-il donc si voisin du carcinome? l'épithélioma qui récidive toujours ou presque toujours est-il donc si voisin du lipome. Le sarcome qui récidive si souvent sur place est-il donc histologiquement si éloigné du fibrome?

Et il n'est pas jusqu'à la tumeur la plus bénigne en apparence qui, à un moment donné, ne puisse devenir maligne.

Le lipome s'est généralisé (Broca). L'enchondrome généralement si bénin a envahi les viscères (Virchow, Paget). Le myôme qui peut végéter si longtemps, être tourmenté, torturé par des cautérisations, des excisions partielles et rester silencieux, a pu envahir tout l'organisme. (Virchow.)

Il nous semble avoir répondu suffisamment à l'objection sus-énoncée et répondu d'autant mieux qu'elle est un *a priori* et une simple vue de l'esprit. Qu'on nous permette donc de conclure et de dire :

La tumeur bénigne et la tumeur maligne sont des productions différentes en apparence, mais réunies par bien des liens communs : coexistence simultanée chez un même sujet; dans un même organe, corps fibreux, cancer de l'utérus et dans une même tumeur, succession de tumeurs qui se remplacent l'une l'autre; enfin, transformation des tumeurs primitivement bénignes en tumeurs consécutivement malignes.

D'ailleurs, nous ne saurions terminer sans apporter une nouvelle preuve à l'appui de cette parenté, et cette preuve nous la trouvons dans l'étude de la famille des néoplasiques.

CHAPITRE IV.

DE LA PLURALITÉ DES NÉOPLASMES DANS UNE MÊME FAMILLE.

Cette pluralité des tumeurs dans les familles est un fait qui a besoin d'être étudié. Mal armé pour recueillir des faits dans la clientèle de passage des grands hôpitaux où les malades peu soucieux de leur famille qu'ils ont quittée depuis longtemps, ne donnent que peu ou pas de renseignements, nous n'avons pu réunir autant de faits que nous l'aurions voulu; c'est en effet dans la pratique civile que cette question pourrait être étudiée et élaborée avec tout le soin qu'elle comporte. C'est surtout dans la clientèle de province, là où les familles peuvent être suivies par le médecin, que les faits peuvent s'observer. C'est donc avec des matériaux moins nombreux qu'ils ne le sont en réalité que nous allons construire ce dernier chapitre; et pour étayer ce court préambule, qu'il me suffise de citer la phrase de sir Butlin (Encyclopédie).

« L'hérédité, dans ces affections cancéreuses, dit cet auteur, a été constatée pour un sixième des cas à l'hôpital, pour un tiers en ville. »

L'histoire de la néoplasie dans les familles est donc une question nouvelle à étudier, question que je ne fais que soulever et dont je tire seulement partie pour la thèse que je soutiens, mais question digne d'intérêt et qu'il serait utile de développer davantage.

L'étude de la pluralité des néoplasmes dans une même famille, comporte deux chapitres bien distincts : dans l'un, les néoplasmes multiples sont de même nature, c'est la question de l'hérédité telle qu'elle a été traitée déjà, dans l'autre, les néoplasmes se sont transmis dans la famille, mais avec des structures différentes, le père était cancéreux, par exemple, le fils a été atteint de sarcome. De ces deux paragraphes, le premier, qui a trait à l'hérédité des tumeurs a déjà été étudié. Aussi, ayant peu de faits personnels à ajouter, nous l'abrégerons et passerons assez rapidement. Quant au second, il est entièrement nouveau et la question de la transmission des néoplasmes ne paraît pas encore avoir été étudiée sous cet aspect.

L'hérédité des tumeurs cancéreuses est aujourd'hui bien incontestablement établie. Niée par ceux qui ont étudié la question d'un peu loin et qui se sont laissé abuser par des statistiques trompeuses, elle a été démontrée avec la plus grande évidence par des observations authentiques. Pourquoi rappeler ici la fameuse série des cancéreux citée par Broca, où tous les membres d'une famille étaient décimés par cette néoplasie maligne ? Nous pouvons pleinement adopter la conclusion de Broca (1) et dire : « Seize cas de mort pour le cancer dans une même famille constituent certainement une preuve suffisante de l'hérédité de cette terrible maladie.

(1) T. I, p. 152.

La transmission héréditaire est considérée comme indubitable par Virchow (1) qui l'admet non seulement pour le cancer, mais pour les différentes formes des tumeurs et cela établi avec certitude, soit au moyen des tables généalogiques exactes de certaines familles, soit par de grands relevés statistiques.

Cette question de l'hérédité si indubitablement établie a été mise en doute souvent à cause d'observations erronées, insuffisantes ou prématurées ; il arrive, chose étrange mais incontestable, que la transmission s'est manifestée sur le descendant avant de frapper l'ascendant ; on a vu des enfants mourir en bas âge de cancer et les parents en être frappés 20 ans plus tard. Ce n'était donc que vingt ans après que l'hérédité pouvait être constatée. Nous rapportons plus loin un exemple très explicite de ce cas, puisé dans Broca (2) : « J'ai été consulté, dit-il, par une dame de 60 ans, qui mourut quelques mois après d'un cancer de l'utérus et dont la fille aînée était morte d'un cancer au sein deux ans auparavant. »

D'ailleurs nous ne voulons pas insister plus longtemps sur l'hérédité des affections cancéreuses et nous nous contenterons, pour terminer, de citer ici l'observation si intéressante que le Dr Jullien, avec son obligeance si connue, a bien voulu nous communiquer :

Mme Coublaud est âgée de 23 ans. Elle raconte les particularités suivantes sur ses antécédents de famille :

(1) T. I, p. 61.
(2) P. 153.

Son arrière-grand'mère, morte à 38 ans d'un cancer de la matrice.

Sa grand'mère (fille de la précédente) morte à 42 ans d'un cancer de la matrice.

Sa mère morte à 48 ans d'un cancer du rectum (diagnostic du Dr Chauvel, du Havre).

Son frère mort à 20 ans d'un cancer du rectum (fut soigné en 1879, au Havre, par le Dr Mercier; diagnostic confirmé par Chauvel).

Sa sœur morte à 19 ans d'un cancer du rectum (elle n'était pas encore réglée lorsqu'elle mourut).

Mme C.... est grande et paraît bien constituée. Elle n'avait d'autre frère, ni sœur, que les précédents. Son père est mort à 65 ans d'une maladie de foie et de fièvres intermittentes d'Afrique.

Elle n'a été réglée que fort tard, à 21 ans, deux ans après son mariage. A 15 ans, elle eut des hémorrhoïdes qui, depuis, n'ont fait que s'accroître. Elle est obligée de les réduire après chaque défécation et elles saignent beaucoup.

Elle est sujette aux engelures. En hiver, elle éprouve dans les mains des tiraillements douloureux surtout la nuit et ne se soulage qu'en tenant les bras élevés.

Il y a deux ans, eut pendant deux ou trois mois un gonflement de la jointure phalango-phalangienne de l'annulaire gauche; l'extension ne s'en fait pas bien complètement aujourd'hui et le doigt reste faible.

Pas de battement de cœur. Pas de toux. Pas d'éruption. Vient d'avoir un enfant et a souffert d'un abcès au sein gauche.

Mais cette question de l'hérédité cancéreuse est chose jugée ; laissons à ce propos la parole à M. Verneuil ;

« On s'est de tout temps préoccupé de l'hérédité des tumeurs malignes en général, et du cancer en particulier. Malgré les dénégations de quelques médecins, le fait est nettement établi, ne serait-ce que par les observations si étonnantes de Broca et de Walshe. Mais, à mon sens, la question doit être élargie. En effet, non seulement on peut rencontrer dans une même famille plusieurs membres affectés d'une même variété de néoplasmes, cancer, épithélioma, fibrome, adénome ; mais on peut constater également l'existence de néoplasmes tout à fait différents.

« Plusieurs fois j'ai été consulté par des femmes atteintes de tumeurs bénignes qu'on croyait cancéreuses uniquement parce que la mère ou une sœur avait succombé à un cancer. Dans ces cas, c'est la diathèse néoplasique générale qui se transmet par hérédité, et non point une de ses formes anatomiques particulières. J. Paget et Broca ont discuté cette intéressante question de l'hérédité, mais sans la résoudre entièrement. Pour moi, j'admets la pluralité et la diversité des néoplasmes dans la famille comme chez l'individu ; je crois fermement qu'une mère cancéreuse pourra léguer à ses enfants un épithélioma, un lipome, un fibrome un myôme, tout aussi bien qu'un carcinome, et réciproquement. »

Voici d'ailleurs des faits à l'appui :

L'enchondrome a pu exister chez tous les membres d'une famille et se transmettre à travers les générations.

Paget en cite une observation fort probante (1), Virchow cite (2) le cas d'une famille française, Pellerin, où l'on a observé sur trois générations successives la pro-

(1) Paget. Lect. on surg. path. T. II, p. 207.
(2) T. I, p. 478.

duction multiple d'enchondrome sur différentes parties du squelette et notamment sur les tibias, les côtes, les avant-bras.

Le malade cité par Lebert (1) et qui portait des enchondromes multiples des métacarpiens, des phalanges et des métatarsiens et des tibias, avait un frère qui avait une semblable affection.

Lambl (2) cite le cas d'une femme de 32 ans qu'il opéra d'un enchondrome du tibia et dont le père avait succombé aux suites d'une tumeur enchondromateuse de la parotide droite.

Chez les chiennes on constate des tumeurs du sein. M. Laborde a eu l'occasion de vérifier en outre qu'elles étaient héréditaires et à l'appui de cette opinion il a rapporté un fait à la Société (3).

Les névromes ont également pu se transmettre dans une famille.

Schiffner (4) cite le cas de deux frères porteurs de névromes multiples congénitaux.

Virchow (5) cite le cas d'un habitant de Frickenhauser, âgé de 39 ans, présentant sur tout le corps de nombreux névromes congénitaux et qu'il héritait de son père atteint de la même affection.

Nous résumons ici une bien intéressante observation

(1) Trait. d'anat. path. T. I, p. 248, pl. XXVIII, fig. 10.

(2) Lambl. Aus dem Franz Joseph Kinder spital. Prag., 1860., p. 65, 67, t. VI, fig. 4.

(3) Soc. anat., 1873, p. 345.

(4) Schiffner. Med. Jahrb. des öster. Staats, 1818, t. IV, p. 77, fig. 1 et 2.

(5) T. III, p. 453.

de Hitchcook (1) qui a observé des névromes sur une femme et ses deux enfants.

Trente ans auparavant, chez la mère des tumeurs toujours croissantes en nombre et en dimensions, jusqu'à l'âge de 80 ans. Une tumeur de même nature apparut chez la fille de cette femme dans sa 10me année; à 21 ans, on lui en enlevait deux autres. Le père à l'âge de 29 ans, présente une tumeur semblable de la partie externe de l'avant-bras, tumeur qui fut extirpée, récidiva et s'accompagna d'une poussée de tumeurs semblables.

Chez la mère et la fille, on affirma le névrome, mais chez le frère quelques histologistes pensèrent qu'on avait affaire à une tumeur fibro-plastique.

Enfin nous trouvons à l'article névrome du Dictionnaire encyclopédique (2) des exemples manifestes de névromes héréditaires.

Les exostoses de naissance se sont également transmises d'une génération à l'autre et Virchow cite une famille dont tous les membres en étaient pourvus.

Quant aux affections fibreuses, leur pluralité dans une même famille a été observée souvent. Virchow parle de quelques cas de fibromes héréditaires sans donner plus de détails, mais il cite l'exemple d'un jeune homme dont le corps était couvert de fibromes et dans la famille duquel cette particularité se transmettait depuis trois générations.

(1) Hitchcook. American Journal of medicin Sc., avril 1862.

(2) Tripier. Dict. Encycl. des Sciences médicales. Article Névromes, p. 722.

Broca, Verneuil, Duchaussoy, Vidal ont vu chez certaines familles toutes les femmes porter des tumeurs fibreuses du lobule de l'oreille à la suite de boucles d'oreilles.

Rayer (1) rapporte une observation intéressante d'exemple bien constaté de chéloïde héréditaire.

Quant au lipome, Broca dit n'avoir jamais observé la transmission dans les différents membres d'une famille, mais Virchow n'est pas de cet avis et M. Verneuil dernièrement encore nous parlait d'un médecin lipomateux et dont le père était également lipomateux.

Murchison (2) cite le cas où le père et les deux filles avaient des lipomes aux parties à peu près correspondantes des bras. Chez l'une des filles, on avait remarqué le premier lipome à 16 ans et chez l'autre à 20 ans.

Jonhson (3) cite le cas d'un lipome ayant l'apparence d'un spina-bifida chez un nouveau-né ; le père de cet enfant avait eu un lipome de la région dorsale.

Valther (4) décrit dans sa monographie des lipomes congénitaux, sous le nom de nævus lipomateux et il cite des exemples de transmission héréditaire.

Notre ami, le Dr Verchère, rappelait que l'an dernier, dans le service de M. Verneuil, il avait observé un

(1) Traité des mal. de la peau. T. II, p. 67 et suiv.

(1) Edimb. Med. Journ. 1857, juin.

(2) Britisch Med. Journ. 1859. VII-VII.

(3) Walther. Ueber die angebornem Fettantgeschwülste und andere Bildungsfehler Landshut, 1814.

lipome énorme de la région de la nuque chez une petite fille de Normandie. Son oncle qui l'amenait portait dans le cou une tumeur semblable.

L'adénome s'est observé également sur les différents membres d'une même famille et nous trouvons dans Broca le fait suivant :

Il a été consulté par une femme de 55 ans atteinte depuis 29 ans d'un adénome du sein gauche. La sœur de cette dame avait depuis l'âge de 22 ans un adénome du sein du volume d'une grosse noix. La sœur cadette présentait à l'âge de 26 ans une tumeur indolente du sein. Enfin, la mère de ces trois dames, morte il y a une quinzaine d'années à un âge avancé, a conservé toute sa vie une tumeur du sein qui n'a jamais dépassé le volume d'un œuf de poule.

En résumé, on voit que toutes les tumeurs, de quelque nature qu'elles soient, ont pu se transmettre chez les différents membres d'une famille. Mais de même que nous avons vu les tumeurs bénignes et multiples se mélanger sur le même individu et coexister sur le même terrain, nous pouvons également observer dans une même famille ce mélange des tumeurs.

Et d'abord on voit les tumeurs malignes se transmettre dans la famille, mais en changeant de siège, comme le montre l'observation suivante :

Le Dr Namin (1) cite le cas d'un chiffonnier traité à l'âge de 52 ans d'un épithélioma de la bouche et dont la mère était morte à 78 ans, d'un cancer du sein.

Mais souvent aussi sur les différents membres d'une

(1) Loc. cit., p. 44.

même famille se trouvent associées des tumeurs de nature dissemblable.

Parmi les tumeurs malignes nous trouvons quelques exemples. En voici un dû à M. Nivert alors interne dans le service de M. Dolbeau à l'Hôpital Saint-Louis (1).

Il s'agit d'une femme d'une constitution robuste, ayant toujours joui d'une très bonne santé, n'ayant jamais éprouvé de maladie grave. Son père était d'une santé habituelle très bonne, mais sa mère est morte, d'après ce qu'elle dit, d'un ulcère de la matrice (ou très probablement d'un carcinome utérin).

La malade est atteinte d'un enchondrome du tibia, ainsi que le vérifia l'amputation pratiquée par M. Dolbeau.

Nous empruntons aux mêmes Bulletins de la Société anatomique l'observation d'un cas d'ostéo-sarcome du tibia droit caractérisé au point de vue anatomique par l'hypergenèse du tissu conjonctif et des myéloplaxes par Ranvier, interne (2).

Le nommé Rigaut, âgé de vingt-quatre ans, entre à l'hôpital de la Pitié le 3 juillet 1860, salle Saint-Louis, dans le service de M. Gosselin. C'est un jeune homme, taille ordinaire, n'a jamais eu de maladie antérieure ; d'après les renseignements qu'il fournit, son père paraît être mort à l'âge de 40 ans à la suite d'un cancer de l'estomac.

La thèse du Dr Michaux nous permet de citer le cas suivant :

(1) Bull. de la Soc. anat., 29 juillet 1862.

(2) Bull. de la Soc. anat., 1862, p. 357.

Veuillot Ch. âgé de 76 ans, atteint d'un squirrhe atrophique de la parotide. Antécédents héréditaires. Père mort à 84 ans, mère à 79 ans. Il a encore une sœur âgée de 82 ans, qui portait, il y a deux ans, une petite tumeur à la tempe. Est-ce un épithelioma ? A coup sûr, ce n'est pas un squirrhe comme le frère.

Dans une autre observation due à M. Rendu, et publiée dans la thèse du Dr Havage (1), nous voyons le grand-père mort d'un cancer ulcéré de la jambe (deux ans après la petite fille), et la petite fille, une enfant de 6 mois, atteinte d'une tumeur osseuse de l'os iliaque devenue mollasse et succombant à des phénomènes d'obstruction intestinale.

Les 2 faits suivants sont pris dans la thèse du Dr Gosselin (p. 130 et 146).

Gauthier (Joséphine), domestique, 28 ans, cancer de l'utérus ayant évolué en sept mois après l'accouchement. L'enfant vit bien. Père alcoolique, mort à 50 ans de délirium tremens. Mère morte d'une opération de kyste ovarien.

Costelle (Albert), 52 ans, cancer du sein gauche.

Père mort du cancer de l'estomac. Mère morte de tumeur utérine.

Un cancer du sein chez la grand'mère ; un sarcome de l'ovaire chez la fille ont été observés par MM. Assaky et Polaillon et présentés à la Société anatomique (Bull. 1879, p. 583).

(1) Thèse Havage, 1882, p. 112.

C'est à la même source (1) que nous prenons les renseignements suivants :

Il s'agit d'un sarcome alvéolaire du testicule opéré par M. Trélat dont l'examen fut fait par M. Malassez.

La mère de ce malade avait succombé à un carcinome utérin.

Notre ami le Dr Le Clerc a observé dans le service de M. Cruveilhier un sarcome de la voûte plantaire du pied chez un homme dont la mère était morte d'affection utérine probablement cancéreuse.

Dans les Bulletins de la Soc. anat. (1873, p. 291), on trouve la relation qui suit:

Sarcome mélanique, développé sur une femme de 50 ans, tumeur plate, grande comme une pièce de 50 centimes. La tumeur est enlevée dans le service de M. Duplay. On reconnaît un sarcome mélanique développé sur un nævus pigmentaire. La mère de cette malade avait succombé à une affection utérine maligne.

M. Verneuil nous citait le fait d'un homme vigoureux de 76 ans, qu'il soigne pour un épithélioma du voile du palais et dont le petit fils est mort d'une tumeur maligne du pli de l'aine.

Nous venons d'observer à la salle Lisfranc une jeune fille de 19 ans qui succomba à un sarcome généralisé dont la tumeur initiale siégeait à l'extrémité supérieure de l'humérus droit. La mère de cette jeune fille est morte il y a trois ans à l'Hôtel-Dieu dans le service de M. Gallard, probablement à la suite d'un cancer de l'estomac.

(1) Bull. de la Soc. anat., 1876, p. 93.

Mais les tumeurs bénignes sont également susceptibles de coexister sur les différents membres d'une même famille.

J'ai eu à examiner dans la clientèle d'un de mes bons amis le Dr Moëstrati une jeune fille portant des polypes muqueux de la fosse nasale droite. Le père, présent à l'examen, était porteur d'un kyste sébacé du front, et la mère était affectée d'un lipome sus-claviculaire gauche.

Un enchondrome de la région postérieure massétérine de la joue gauche a été observé par Rondeau (service de Voillemier à l'hôpital Saint-Louis). (Bull. soc. anat., 1565, p. 547).

« Jeune homme qui a toujours joui d'une bonne santé. A l'âge de 8 ans et peu à peu et sans douleur est apparue une tumeur du lobule de l'oreille gauche.

Établi à Paris depuis quatre ans, il dit que sa glande affecte un certain degré de sensibilité en hiver seulement, et a présenté un accroissement plus rapide que lorsqu'il habitait la campagne.

Il a trois frères qui n'ont rien de semblable, mais son père porte sur l'un des côtés du cou une tumeur du volume d'une noix. La tumeur enlevée est un enchondrome. »

Dans d'autres cas, au contraire, on observe l'association des tumeurs bénignes et des tumeurs malignes.

Mon excellent collègue Monnier m'apprend qu'il existe dans le service de M. Péan, à l'hôpital Saint-Louis, un malade atteint d'épithélioma de la face, et dont le fils était porteur d'un sarcome ossifiant du pariétal.

Une femme de 30 ans, opérée par M. Bazy d'un lipome de la région acromiale droite, avait vu sa mère mourir à la suite d'un cancer de l'estomac et son père du pylore(?).

Le malade dont nous avons parlé plus haut et qui a été opéré d'un fibrome par MM. Reverdin et Piachaud présentait comme antécédents héréditaires :

Une grand'mère morte d'un cancer du sein ;

Son père mort d'un cancer du rectum ;

Sa sœur morte d'un cancer du foie.

La malade de la salle Lisfranc, qui était remarquable par des fibromes papillaires du vagin et un molluscum de la grande lèvre, avait perdu son père d'un cancer de l'estomac.

Le Dr Petit fils a observé un cas d'hérédité d'épithélioma. Mère 78 ans, cancer de la face. Fils, cancer du moignon d'un doigt brûlé. (*Bull. Soc. anat.*, 1879, p. 531.)

M. Verneuil, dans sa clientèle, soigne une femme atteinte de cancer du sein, et dont la mère porte un lipome du bras.

Dans la thèse de Namin, nous trouvons le cas d'un malade habitant une petite ville de la Lorraine, porteur de lipomes multiples, et dont la mère asthmatique était morte d'un épithélioma ulcéré de la face.

Nous empruntons également au même travail le fait d'un malade atteint de kystes sébacés, et dont la mère était morte de cancer de l'utérus.

Nous avions au mois de novembre à l'hôpital une femme atteinte d'un volumineux kyste de l'ovaire, et qui depuis a été opérée à la Salpêtrière. La mère de la malade avait succombé à un cancer de l'utérus.

Enfin, pour terminer, voici une longue liste que nous fournit la clinique de M. Verneuil :

J'ai vu à la Pitié un homme de 49 ans, atteint d'épithélioma de la langue ; son père avait succombé à un cancer de l'estomac.

J'ai examiné, avec mon distingué confrère, M. Lancereaux, une dame de 62 ans, atteinte d'un cancer du sein avec adénopathie axillaire. Sa mère était morte d'un épithélioma du rectum.

Je donne actuellement mes soins à une jeune dame qui présente à la mamelle gauche une petite tumeur adénoïde, indolente et stationnaire. Son père est mort d'un épithélioma laryngien.

Une dame du Mans m'a été adressée, en 1882, pour un cancer du sein. Sa mère avait porté longtemps un kyste de l'ovaire.

Une jeune dame de Laon est venue me consulter pour une petite tumeur squirrheuse du sein avec adénopathie axillaire. Sa mère est atteinte d'un épithélioma lingual.

Je viens de voir à la Pitié un homme de 35 ans atteint d'un cancer du testicule avec productions secondaires dans le ventre. Son père, robuste et d'une bonne santé, porte à la joue gauche un adénome sudoripare bien caractérisé.

Un de mes bons élèves, M. Le Clerc, ayant recherché avec soin les antécédents de 30 néoplasiques, a trouvé sept fois la néoplasie dans la famille, soit dans la proportion de 23 p. 100. Voici l'indication sommaire des cas (1) :

Femme : cancer de l'utérus. — Père : cancer de l'estomac.

Homme : épithélioma du larynx. — Père : cancer de la face.

Femme : épithélioma rectal. — Frère : cancer de l'estomac.

Homme : épithélioma buccal. — Mère : cancer utérin.

Femme : tumeur fibro-plastique de la fesse. — Mère : cancer utérin.

Homme : sarcome de la région temporale. — Père : cancer stomacal.

Femme : cancer du sein. — Sœur : fibrome utérin.

Le Dr Josso a publié récemment dans la *Gazette médicale de Nantes* l'histoire d'une famille suivie pendant plusieurs générations, dans le but de démontrer qu'il existe une hérédité réciproque entre les myômes de l'utérus et l'hypertrophie prostatique. En d'autres termes : la dégénérescence myomateuse de l'utérus chez la mère prédispose les filles à cette affection, et les fils à l'hypertrophie prostatique, et réciproquement, l'hypertrophie de la prostate chez le père prédispose les enfants mâles à la même maladie et les filles aux myômes utérins.

L'auteur n'affirme pas absolument cette relation, mais il est persuadé qu'elle existe et engage les médecins à recueillir les faits pour contrôler son opinion. (*Gazette médicale de Nantes*, n° 7, p. 101.)

Pour résumer ce court chapitre, qui comporterait bien d'autres développements, il nous faut faire ressortir la grande analogie qu'il y a entre la famille et l'individu. Chez l'un comme chez l'autre, nous avons vu exister la néoplasie bornée à une seule de ses variétés ou en entremêlant ses différentes espèces, bénignes ou malignes. Cette transmission de tumeurs de structure dissemblable aux différents membres d'une même famille est un gage certain de parenté entre tous ces néoplasmes.

CONCLUSIONS.

Arrivé à ce point de notre thèse, si nous jetons un coup d'œil rapide en arrière, il nous est permis, il nous semble, de conclure que les néoplasmes sont fréquemment multiples ; que cette multiplicité, qui porte sur le même individu, peut être composée soit de tumeurs purement bénignes, exceptionnellement de tumeurs malignes, soit enfin et surtout d'un mélange de tumeurs bénignes et malignes.

Mais nous ne saurions nous borner à cette simple constatation un peu trop platonique, et il nous sera permis, nous l'espérons du moins, de rechercher un peu plus avant et de nous demander sous quelle influence ont pu se manifester ces tumeurs multiples ; en d'autres termes, nous sommes autorisé à nous demander quelle est la cause de cette multiplicité.

Pour les néoplasmes malins, leur multiplicité a toujours reconnu pour cause l'existence d'une diathèse, plus forte que l'organisme s'implantant sur lui, et de laquelle dépendaient toutes les tumeurs existant sur l'individu.

On a même été, en face de cette multiplicité si considérable de lipomes, jusqu'à admettre une diathèse de système ne visant qu'un tissu et laissant l'organisme en dehors de son atteinte.

Telles étaient les opinions les plus accréditées. Mais, aujourd'hui, doit-on les accepter sans conteste et croire ainsi à une série de diathèses indépendantes les unes des autres. Nous ne le pensons pas et c'est ce que l'étude attentive de notre thèse va essayer de démontrer.

L'examen minutieux des néoplasmes bénins a fait voir que souvent ils coexistaient ensemble, et que souvent aussi ils se transformaient l'un dans l'autre. Le fibrome s'infiltrant de graisse, le lipome envahi par le tissu conjonctif, le kyste sébacé devenant fibreux, la combinaison et la succession des différents tissus dans une même tumeur, la coexistence de ces tumeurs sur un même individu peuvent donc légitimer l'existence d'une certaine parenté entre toutes les tumeurs bénignes, de sorte que, aux diathèses de système localisées par Broca à un seul tissu, on serait tenté de substituer l'hypothèse d'une seule diathèse : la diathèse néoplasique bénigne. Telle est la conclusion logique de notre premier chapitre.

La deuxième partie de notre thèse a une conclusion toute trouvée, c'est l'existence d'une diathèse néoplasique maligne. Celle-ci s'est de tout temps imposée et nous ne saurions l'établir davantage. Disons cependant que cette diathèse réunit étiologiquement l'épithéliome et le carcinome qu'une école d'anatomo-pathologistes (1) range d'ailleurs dans la même catégorie.

Nous voici donc en possession de deux diathèses néoplasiques, l'une bénigne, l'autre maligne ; le résumé de

(1) Pour Valdeyer, Robin, Lancereaux, etc., le carcinome est un épithéliome alvéolaire.

notre troisième et de notre quatrième chapitre nous prouve surabondamment que ces deux diathèses en apparence si dissemblables, si opposées par leurs manifestations, doivent être réunies en une seule et unique diathèse : la diathèse néoplasique.

Voici en effet les motifs de cette fusion des deux diathèses en une seule :

1° La coexistence maintes fois constatée des néoplasmes malins et des néoplasmes bénins sur un même sujet ;

2° La succession à longue échéance in situ d'une tumeur maligne à une tumeur bénigne autrefois extirpée complètement, que cette succession ait lieu dans le même organe, dans son congénère, ou dans une autre région.

3° La métamorphose d'une tumeur pendant longtemps bénigne en une tumeur tout à coup maligne, métamorphose incontestable si l'on veut bien se rappeler que le papillome balanique devient un cancroïde du gland, que la verrue du visage devient l'épithélioma; que le fibrome dur, circonscrit, s'accroît vite, se ramollit et se change en tumeur fibro-plastique, molle, dite sarcome; que l'adénome du sein est remplacé ou envahi par le carcinome, que la vulgaire loupe du cuir chevelu donne naissance à un ulcère de mauvaise nature (Verneuil. Clinique citée).

4° La succession possible d'un néoplasme bénin à un néoplasme malin.

5° La réunion non seulement sur un même sujet, mais dans un même organe et qui plus est dans une même tumeur, de néoplasmes bénins et malins.

6° Enfin, la coexistence et la succession chez les différents membres d'une même famille de néoplasmes différents par leur structure et leur gravité.

Toutes ces raisons font rentrer l'étiologie des néoplasmes dans une même aptitude constitutionnelle, dans une seule diathèse, dont les effets peuvent être variables, bénins ou malins, mais dont l'essence reste unique : la diathèse néoplasique.

C'est en admettant cette unité de la diathèse néoplasique que l'on pourra comprendre comment une tumeur si longtemps bénigne devient tout à coup maligne, et comment dans une même tumeur peuvent se trouver associés les éléments les plus divers. Sans cette unité il faudrait admettre sur le même individu porteur de néoplasmes multiples, l'hypothèse un peu forcée, de diathèses également multiples, et l'on ne saurait comprendre comment une tumeur à tissu complexe serait l'enfant commun de ces différentes diathèses combinées par hasard dans un même produit de conception.

TABLE DES MATIÈRES.

Paris. — A. PARENT, imprimeur de la Faculté de médecine, A. DAVY, successeur,
52, rue Madame et rue Monsieur-le-Prince, 14.

Paris. — A. PARENT, A. DAVY, successeur, imp. de la Fac. de méd., 52, rue Madame et rue M.-le-Prince, 14.

www.ingramcontent.com/pod-product-compliance
Ingram Content Group UK Ltd.
Pitfield, Milton Keynes, MK11 3LW, UK
UKHW021145260726
13994UKWH00001B/309